高次脳機能障害と社会的支援

「高次脳機能障害支援法」制定への提言

山口研一郎

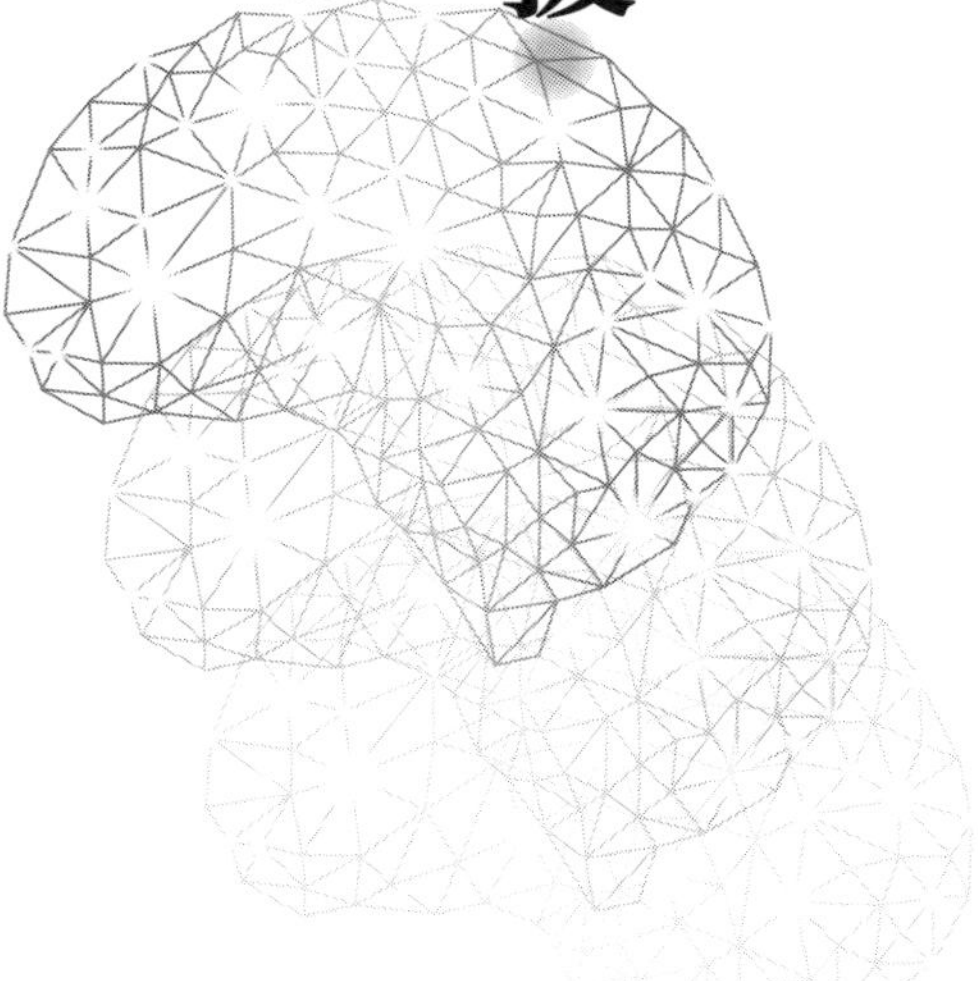

緑風出版

はじめに

　本来の医療とは、病を負ったり傷ついて訪れた患者と社会（生活現場や職場）との接点に位置する行為（立場）である。行為（診察）を行う医療者に求められるのは、患者の病状を詳しく調べ治療方針を決定し実践すると同時に、社会の側に対しても病や受傷を引き起こした原因を追及しメスを入れることである。患者の病状だけに目を奪われてしまうと、真の解決にはなり得ないばかりか、傷口をより大きくすることもある。私のこれまで半世紀近くにわたる医療活動の中で、患者と社会との接点を最も強烈に印象付けたのが「高次脳機能障害」という病態の概念であった。

　一九七九年六月、大学病院の脳神経外科医局に入局してから、二〇年の歳月が経過した頃であった。その間、国立大学病院から始まり公立や民間の病院の勤務医へと、西日本各地の医療機関へ身を置いた。大学病院における脳腫瘍や脳血管障害などの専門的脳外科疾患から始まり、市中の病院での救急医療を通じて遷延性意識障害《せんえんせいいしきしょうがい》（いわゆる「植物状態」）、「脳死」状態の医療も数多く体験した。幸い意識障害から脱却しても、身体障害、言語障害（失語症）を後遺症として有する人も多かった。

　一九九五年九月に、脳の疾患や損傷による後遺症を有する当事者・家族の会が、私が主治医として関わっていた御家族の呼びかけで結成された。三〇家族程度の参加であった会も、一年、二年と経過していく過程で一〇〇家族近くに増加していった。同時に、当初は遷延性意識障害で入院加療や在宅療養を続けている本人・家族の参加であったが、徐々に意識レベル改善後の様々な精神症状に関する相談や情報を求めての入会が増えていった。

全国的には一九九八年頃より「高次脳機能障害」という用語が使われ始め、各地の当事者や家族と接する機会が増えていった。それから二〇年余り経た二〇二一年、「日本高次脳機能障害友の会」（二〇一八年「全国脳外傷友の会」から名称変更）は、「高次脳機能障害支援法」（仮）の成立に向けたシンポジウムを、新型コロナ流行下オンライン形式で開催した。

コロナ感染の沈静化を待ち、二〇二二年秋より東京を中心に「同支援法」成立へ向けた講演会・シンポジウムが開催されるようになった（二〇二二年一〇月及び二三年二月、東京高次脳機能障害協議会＝ＴＫＫ主催で開催。二〇二三年二月には高知でも開催）。「友の会」主催の「同支援法制定に向けて」と題するシンポジウムも、二〇二三年一月（オンライン）と一〇月（東京）に開催された。

「支援法」制定に向けた雰囲気作りは徐々に機が熟しつつある。当事者・家族の方々は一日も早い成立を願っているに違いない。しかし、制定にあたって心配なことも多い。同障害を抱えながら日々生活する当事者や家族の思いや目標を実現させてくれるのか、かえって法律ができたために手足を縛るものになりはしないだろうか、といった心配である。

時代も状況も異なるが、一九六七年国会において成立した「炭鉱災害による一酸化炭素中毒症に関する特別措置法」（「ＣＯ特別立法」）がある。きっかけは六三年一一月に三井三池炭鉱三川坑で起こった炭じん大爆発災害であった。入坑者一四〇三名中、四五八名が死亡、八三九名が一酸化炭素（ＣＯ）

中毒という大惨事であった。CO中毒の結果脳に生じた病態は低酸素脳症であり、高次脳機能障害をもたらす主な原因の一つである。よって「CO特別立法」は現代の「高次脳機能障害支援法」だったとも言える。「特別立法」の成立過程や成立した制度の内容を繙《ひもと》くことは、「支援法」実現へ向けた有意義なヒントになるに違いなく、以下詳細にみていきたい。

CO中毒を生じた人々は、入院となった一部の重症者を除いて、多くが自宅療養を送ることになった。彼らの病状は、中毒患者の数だけ症状が存在したといえるほど多彩であった。記憶・注意・遂行機能など認知障害によって仕事への復帰が難しいことに加え、精神症状の多様化（易怒性《いどせい》、脱抑制、暴力性、退行性＝幼児化）によって家庭生活そのものが困難であった。

一九七三年五月に開始された原告団四二二名による、爆発事故を起こした会社側の責任を問い被災者に対する補償を求めた「マンモス訴訟」に先立ち、その前年に「家族訴訟」が始まった。被災当事者のみならず家族が受けた被害を訴えるという画期的なものであった。原告である妻は証言の際、「被災者である夫は、家の外では炭じん爆発の被害者であったが、家の中では妻や子どもに暴力をふるう加害者でもある」と述べている。事実、別居や離婚せざるを得なかった家庭も多かったという。

一方国や会社側は、三井三池災害技術調査団及び医療調査団の二つの調査団を立ち上げ、「爆発の原因は自然災害であり会社の責任ではない」ことに加え、被災者の処遇について七九六名に従来の労災法が適用されるとした。その結果三年後の一九六六年一〇月には、CO中毒患者中九三％（七三八名）の方の労災法適用が打ち切られた。「治癒認定者」として坑内労働への復帰を強制され、未治癒者については持病扱い、治療中の定年者は退職扱いされるという理不尽が罷《まか》り通った。

多くの被災者は黙っていなかった。特に三池の主婦たちの闘いは激しかった。翌六七年七月、一〇一名のCO家族が東京へ向かい、労働省前でハンストを決行し労働大臣との会見も実現させた。一方現地に残った家族七五名が、かつて夫や息子たちが被災した三川坑坑底（深さ三五〇メートル）に座り込んだ。真っ暗闇の世界に懐中電灯を持ち、着の身着のまま、弁当と毛布を持参しての闘いは六日間に及んだ。気温三〇度台、湿度九〇％という、炭鉱労働者でも二日間が限度とされた坑内であった。

国としても黙って見過ごすわけにはいかず、座り込み終了当日（七月一九日）参議院にて「CO特別立法」が可決、二日後衆議院にて可決成立した。炭鉱労働者と家族による三年半にわたる血と汗と涙の結晶であった「特別立法」に、彼らの声は盛り込まれたのだろうか。三池労組の主張や二名の専門家による著作を参考に、「特別立法」成立の経緯・内容について概説する。

一九六五年三月より労組側はあらゆる戦術を使って、「特別立法」に「解雇制限、前収補償、完全治療、家（遺）族の生活保障」という四本柱を盛り込む方策を立てた。寝たきりで復職できない状態でも解雇しない（解雇制限）、軽い仕事への復帰しかできない被災者に対して給料を下げない（前収補償）ことは、最低限の要求であった。

三池CO中毒に生涯係わり続けた原田正純《まさずみ》医師（一九三四〜二〇一二年）は「特別立法」に対し、「患者や家族の切実な最低限の要求は明文化されず骨抜きになった」と批判する。事実、「解雇しない」「収入の保障」という文言は盛り込まれず、完全な治療の要求にも応えられていない。ましてや、「家族の苦痛や家庭破壊に対する償いは何一つなされなかった」と断言されている（以上、『炭坑《やま》の灯は消えても――三池鉱炭じん爆発によるCO中毒の33年』一九九七年参照）。

一方、佛教大学学位授与論文として三池炭じん爆発についてレポートし著作にまとめた田中智子氏は、「CO法の問題点」として以下をまとめている。被災者が求めた四本柱は明文化されず、医療や雇用、生活は不安定なままで、被災者が求めたものとかけ離れた内容だった。その一例として「7級問題」があった。三池労組は原職復帰が叶わなかった被災者全員を、労災法上障害補償年金が支給される7級に認定するよう求めた。しかし現実には、7級は一九六人、残り五三九人は9～14級であり一時金に止まった（『三池炭じん爆発事故に見る災害福祉の視座』二〇一二年参照）。

第一～第一六条で構成される「CO特別立法」に目を通してみると、そこに記されているのはCO中毒に関する予防や健診、診療、リハビリ、さらに生活、労災法上の概論に過ぎない。「炭じん災害」という加害企業‐被災者の関係が全く欠落し、一般論が述べられているのみである。

その結果、「特別立法」成立半年後の一九六八年一月に会社側と三池労組との間で調印された「CO患者および遺族の取り扱いに関する協定書」において、被災者の職場復帰が余儀無しとされ、それが困難な場合、三年後には解雇される恐れが出てきた。会社と労組との関係が全く逆転してしまった。その「協定書」でさえ、二八年後の一九九六年二月に会社側は廃止を求め、三月末廃止された。そして九七年三月、三池炭鉱は閉山した。

「おわりに」に第一章～第五章の要旨を紹介している。御一読いただく前に、参考にしていただければ幸いである。

第二章　高次脳機能障害を取り巻く社会　47

第三章

第一章

発症の原因・誘因からみた高次脳機能障害への社会的支援の必要性

高次脳機能障害とは、二〇〇六年三月厚生労働省（以下、厚労省）によって診断基準が定められた精神障害の一領域である（**表1**）。何故に取り立てて「支援法」が必要なのか。それは、障害を引き起こす原因・誘因の多くが社会的要素を持ち、結果として生じた病態変化が社会的状況に影響を受けやすい、言い方を変えれば同障害は、社会のありよう如何によって未然に防ぐこともできるし、万が一生じたとしても症状を軽減させることができるからである。

厚労省診断基準の冒頭、「脳の器質的病変の原因となる事故による受傷や疾病の発症の事実が確認」と明文化されている。ここに示す「受傷」はもちろん「疾病」の多くに、何等かの人為的（環境的）要因が関与している。以下、個々の場合をみていく。

表１　高次脳機能障害診断基準（2006 年 3 月、厚生労働省）

診断基準

Ⅰ：主要症状等

　１．脳の器質的病変の原因となる事故による受傷や疾病の発症の事実が確認されている。

　２．現在、日常生活または社会生活に制約があり、その主たる原因が記憶障害、注意障害、遂行機能障害、社会的行動障害などの認知障害である。

Ⅱ：検査所見

　ＭＲＩ、ＣＴ、脳波などにより認知障害の原因と考えられる脳の器質的病変の存在が確認されているか、あるいは診断書により脳の器質的病変が存在したと確認できる。

Ⅲ：除外項目

　１．脳の器質的病変に基づく認知障害のうち、身体障害として認定可能である症状を有するが上記主要症状（Ⅰ－2）を欠くものは除外する。

　２．診断にあたり、受傷または発症以前から有する症状と検査所見は除外する。

　３．先天性疾患、周産期における脳損傷、発達障害、進行性疾患を原因とする者は除外する。

Ⅳ：診断

　１．Ⅰ～Ⅲをすべて満たした場合に高次脳機能障害と診断する。

　２．高次脳機能障害の診断は脳の器質的病変の原因となった外傷や疾病の急性期症状を脱した後において行う。

　３．神経心理学的検査の所見を参考にすることができる。

なお、診断基準のⅠとⅢを満たす一方で、Ⅱの検査所見で脳の器質的病変の存在を明らかにできない症例については、慎重な評価により高次脳機能障害者として診断されることがあり得る。

また、この診断基準については、今後の医学・医療の発展を踏まえ、適時、見直しを行うことが適当である。

1　交通事故や仕事中の事故

(1) 頭の損傷

交通事故や仕事中の事故の際、「まず頭を守ることが大切」と言われる。頭（脳）に損傷が及ぶと、生命にかかわる病態を引き起こすことになりかねないのも理由の一つだが、何よりも「後遺症」を残す可能性があるからだ。脳は一度損傷すれば元の状態に修復することは難しく、何らかの症状が残存することになる。手足の動きや筋力の低下などの運動障害、言葉が出にくい、発語が拙《つたな》いなどの言語障害、視力の低下や視野の欠損、眼球の動きが悪くなることによる視覚障害、排尿・排便が円滑に行えなくなる排泄障害など様々である。

一方、友人との約束の内容が思い出せない、以前のように仕事がスムーズに運ばない、すぐにカッとなって心の平静を保てないなど、精神上の変異をきたしてしまった状態が高次脳機能障害と呼ばれるようになった。一九九七年まで厚生省が「若年痴呆」と呼んでいた病態であり、二〇〇〇年以降のモデル事業を契機に「高次脳機能障害」という名称で呼ばれ始めた。

同障害に伴う神経症状はさらに多彩である。左半側に視覚的注意が向かない左半側空間無視など視覚失認、他人の話すことがスムーズに理解できない聴覚失認、食事時に食物の匂いや味が分かりにくい嗅覚・味覚障害などがある。気をつけなくてはならないのは、諸々の障害は決して視神経や聴神経、嗅神経、顔面・舌咽神経（味覚に関与）など個々の脳神経の障害ではなく、あくまでも大脳皮質中枢の障害によって生じていることである。

運転中自らのミスで引き起こす「自損事故」や仕事中の不注意で生じる事故もあるが、多くが他車による追突であったり、知人の車に同乗しての事故、あるいは危険な仕事、過労や残業続きによって生じるミスもある。大半は責任の所在が他人や企業（会社）にあるということができよう。

二〇〇五年四月二五日午前九時過ぎ、JR宝塚（福知山）線で脱線事故が起こり七両編成の前三両が大破し、四両目も激しく損傷した（私は当時、毎朝高槻から生駒山を越えて奈良・あやめ池のクリニックへ車通勤していたため、事故の様子はカーラジオを通して逐一伝わってきた）。死者一〇七名、負傷者五六二名という大事故であった。

二両目に乗車していた鈴木順子さん（当時三〇歳）は事故当日の午後救出されるも、全身圧迫のため内臓破裂という命にかかわる状態であった。頭部も強打し両側前頭葉に脳挫傷、びまん性軸索損傷を生じ、五カ月間意識が戻らなかった。九月中旬に「おかあさん」と声を発し、その後身体と言語のリハビリの末、事故から一年後に自宅へ戻る。

車椅子での生活ながら随分元気を取り戻した順子さんに対し、お母さんのもも子さんには気になることが出てきた。記憶力が極端に低下し、数分前に言ったこと聞いたことも忘れるという状態だった。事故から二、三年経過すると補償交渉が始まったが、JR西日本側は順子さんの車椅子での生活について重度の身体障害は認めるも、精神状態については考慮しなかった。

事故から七年目の二〇一二年六月、私のクリニックを受診した順子さんに対し、早速言語聴覚士による認知リハビリを始めた。一二月からは、最重度の四～五名のグループに参加してのリハビリに移行した。症状に著明な変化はないものの、自ら日記を書けるようになった順子さんは一四年末リハビリを終了した。前年の一三年一月には「高次脳機能障害」の診断書を作成し、JR側と改めて補償について交渉することができた。

それから七年後の二〇二一年秋に製作された映画「いのち見つめて――高次脳機能障害と現代社会」には、自宅にて陶器を作成したり、Tシャツなどのデザインをする順子さんの様子が映し出されており、順子さん本人がもも子さんから少しずつ独立し、「第二の人生」を歩む様子が描かれている。順子さんの人生はこれからもずっと続いていく。もも子さんも元気な限り順子さんに寄り添っていくことになる。「宝塚線脱線事故」というJR西日本の理不尽な社員教育の中で生じた事故に巻き込まれた鈴木さん母子は、強いられた十字架を一生背負い続けていくことになる。

しかしそれは鈴木さんに限らない。二〇〇一年初頭から二三年末までにクリニックを受診した八〇〇名余りの頭部外傷による高次脳機能障害の方々のほとんどが、鈴木さんと同じような境遇を有している。

(2) 脳内の血流や酸素の途絶

脳は全身の臓器や組織の中で、最も血管内を流れる血液を介して供給される酸素(や糖)を必要としている臓器である。少しの間でも血流（や酸素）が欠乏すると、脳神経細胞は傷み元に戻らない状態になる。ところが日常生活や職場において、脳内血流や酸素が途絶する病態は時に存在する。日常的には、心筋梗塞による心停止、ガス中毒や喘息発作による呼吸障害がある。仕事中にも同様なことはある。不慮の事故としての溺水や縊《い》死行為によっても血流低下、酸素不足に陥る。

我が国における歴史上もっとも大規模に生じた労働現場の災害が、「はじめに」で紹介した三池炭鉱大爆発事故であった。全入坑者のうち四六〇名ほどの方（三三％）が亡くなるという惨状の中で、八四〇名近く（六〇％）はかろうじて救命に至った。救出の第一の原動力は三池労組であった。事故の報を聞きつけた労組はただちに救護隊を組織し、炭鉱内に閉じ込められた労働者の救援に向かった。爆発発生から救出活動まで二時間半を要した。医師が入坑したのは爆発から二時間後、酸素ボンベが坑内へ降ろされたのは五時間半後であった。

当時三池労組の青年行動隊副隊長であった立山寿幸《としゆき》さん（八九歳、現在堺市在住）は救助隊の一員であったが、「真っ暗闇の坑内には、既に亡くなった人やかろうじて息をしている人が横たわり、足の踏み場もなくこの世の地獄だった」と、当時のことを語る。

炭鉱事故が起こったのは三池や筑豊に代表される九州の地ばかりではなかった。炭鉱は北海道にも多く存在し、その一つが北炭夕張炭鉱であった。三池災害から一八年後の一九八一年一〇月、同じ三井系列の夕張新鉱において、ガス抜きボーリングの手抜きによってメタンガスの噴出による爆発が生じた。地下一〇〇〇メートルで働いていた労働者中、九三名が死亡、重軽傷者三九名であった。当時の記録によれば、ガス突出による爆発によって火災が生じる危険性が高かった。死者四二名、行方不明者五一名が判明した爆発翌日の未明の段階で、会社側は炭鉱内に注水して火災を防ぐ方針を決定し、坑内に閉じ込められた労働者全員を犠牲にしてしまった。泣き叫びながら反対する家族に対し、労組も最後には会社の方針に従わざるを得なかったとされている。

一方三池労組は、救出されたCO中毒患者の治療のために療養所の設置を要求した。大牟田労災療養所（一九七五年に病院化）では、低酸素脳症による多彩な精神症状（現在の高次脳機能障害）に対する「メンタルリハビリ」が開始された。夕張には労災病院はなく（釧路、岩見沢、美唄に設置）、炭鉱事故後のCO中毒患者は十分な治療・リハビリを受けられなかった。

さらに三池炭鉱以外のCO中毒患者については、「CO中毒後遺症」ではなく「酸素欠乏症」という病名がつけられ、一九六七年成立の「CO特別立法」の対象にはならず、一年半で治療が打ち切られた。三池労組のような闘う労働組合の有無が被災者のその後の運命に大きく関与したのであろう。

参考までに、二〇二三年一二月『芦別《あしべつ》――炭鉱〈ヤマ〉とマチの社会史』が出版された。北海道石狩炭田の北部に存在した三井芦別炭鉱の実態や歴史についてまとめられた書籍である。同書中「三井芦別労働組合と精妙な賃金体系」には、芦別労組によるゼロ災害をめざす労使一体となった「BR運動」（Bはブルーで明るい職場、Rはリングで職場の和を表現）が紹介されている。

同炭鉱固有の労使協議による賃金体系（採炭現場での貢献度を給与に反映させるべく、組合で公選し会社が任命する「賃金調整委員」という役職を置く）について、夕張炭鉱閉山後に芦別に移った労働者が戸惑った様子が描かれている（炭鉱のストライキの際、「明日二四時間ストライキ入りますけど、有給受け付けます」の張り紙が出ているのを見た元夕張鉱員が「何なんだこれ」と言うと、芦別の鉱員が「自分らの残ってる有給休暇使ってもいいんだ」と答え、「したら、ストライキじゃないべ」と言い、「昔からか？」と聞くと「昔からだ」と答えたエピソードが紹介されている）。

当時上部団体としての炭労（日本炭鉱労働組合）に属していた全国の炭鉱労組の中にも方針の違いがあり、労組と会社との関係においても様々な違いが存在した。一九五五年の石炭鉱業合理化臨時措置法を契機に、五九年の「石炭から石油へ」のエネルギー転換政策により全国炭鉱労働者二七万人を一一万人に削減する案が示された。三池における千名規模の人員削減の通告に対し、六〇年一月以降三一三日間に及ぶ「総労働対総資本の闘い」が展開された。

その間三池現地では、一〇万人集会（七月）や定期のオルグ活動において全国の炭労傘下の労働者が参集し寝泊まりし、食料のための野菜を共に作り、日々激しく互いの意見を交換した。三池を去るにあたり、「三池労組の闘いの意義は認めるが、私たちは同じようには闘えない」と、泊まり込み闘争の感想を述べる組合員も多かったと、立山寿幸さんは語ってくれた。

低酸素脳症をもたらした一九六三年のCO中毒は、三池労組や主婦の長年の闘いによって労災によるものであることが明確になった。CO中毒以外にも低酸素脳症の原因は数多く存在し、個々の事例を突き詰めていけば、何らかの社会的（環境的）要因によって生じていることが明らかであろう。心筋梗塞や喘息発作など、一見持病と考えられている疾患も過労の結果であることが多い（後述）。クリニック開設以来二〇年余り通院しているY君（四六歳、発症時二一歳）は、大学のゼミでの実習中川で溺れ、心肺停止状態になったことが原因であった。大学や教官の責任を問うた裁判において、Y君側の主張が認められた。

2　仕事上の過労・ストレス

二〇一〇年一一月厚労省発行の「脳・心臓疾患の労災認定」に、「仕事が、特に荷重であったために、血管病変等が著しく増悪し、その結果、脳・心臓疾患が発症」との一文がある。対象疾病として「脳内出血・くも膜下出血・脳梗塞」「心筋梗塞・狭心症・心停止」などが列記されている。原因となる「異常な出来事」として「精神的・身体的負荷、作業環境の変化」が挙げられている。従来「加齢、食生活、生活環境、遺伝」などとされていた脳・循環器疾患の原因について、公的にも環境的因子が考慮されるようになった。以下、詳しくみていこう。

（1）脳卒中（脳血管障害）

脳血管障害（脳内出血、くも膜下出血、脳梗塞）の五大危険因子（リスクファクター）として一般に挙げられるのは、高血圧、高脂血症、糖尿病、タバコ、ストレスである。この中で特に高血圧とストレスは環境要因が大きく関係していると言えるだろう。

一九八一年一二月、栄昇氏（四九歳）は職場で深夜作業中、脳卒中を起こし死亡した。高血圧が持病だった栄氏は、主に新幹線の清掃に従事していた。彼は平均して週五回、月に二二回の深夜勤業務についていた。

「労災死」の認定を求めた家族に対し、労働基準監督署は「（脳卒中は）本人の不摂生によるもの」として認めず、裁判に持ち込まれた。五年三カ月にわたる裁判の末、一九九四年三月に大阪高裁（控訴審）において栄氏側の言い分が認められた。九三年二月、控訴審法廷における栄氏側証人として出廷した青山英康岡山大学医学部衛生学教授（当時）の証言は、さまざまな教訓を私たちに伝えている。

- 人間の健康は、貝原益軒の「養生訓」通りにはいかず、とくに労働者の健康は職場環境、労働内容・条件などに大きく影響される。
- 疾病の原因を遺伝・体質・ウィルスなどに限定するのは、責任を患者さんに押し付けるヤブ医者の論理である。
- 血圧は薬のみでは調整できない。とくに中高年齢層の血圧は変動しやすく、変動因子をなくすための職場環境の整備が必要である。
- 夜勤の連続は人間の生体リズム（サーカディアンリズム）を乱し、睡眠不足も加わり、気持ちをイライラさせ血圧を上げる。
- 高血圧の人に、タバコを吸うな、酒もよくない、塩分を控えめなど、「べからず」指導のみをしても現実的ではない。労働者にとっての有害因子は、職場の過度な作業方式や悪質な環境である。

・WHO（世界保健機関）やILO（世界労働機構）でも、循環器疾患などの原因を現実に沿った業務との関連で見直す作業がすすめられている。

青山氏の証言内容は、現在の厚労省の「脳・心臓疾患の労災認定」の考え方の中に取り入れられている。

クリニックでは、三五〇名余りの脳卒中の方々の中に単身赴任中発生した方が多いのも事実である。「毎日の食生活はほとんど外食か店で買った惣菜で、食事のバランスを考えることはなかった」との後悔を述べる人が多い。働き盛りの社員にとって、単身赴任は出世のために避けて通れない登竜門のように捉《とら》えられがちであるが、そのために一生を犠牲にすることにもなりかねない。

(2) 心筋梗塞・心停止

心臓周囲の血管（冠動脈）の動脈硬化によって生じる心筋梗塞（狭心症）の危険因子は、脳卒中の危険因子とほぼ同様である。原因が明確でない心停止もあるが、多くは過労やストレスなど環境因子が大きく影響することになる。

二〇一一年九月以降クリニックへ毎週通院の上、認知リハビリに参加した六〇代半ばの男性Wさんは、それまで家業の生鮮食品販売業に三〇年間従事してきた。大手の店舗が進出する中で、営業していた市場内の商店の経営が圧迫されるようになった。その対抗策として「安くていいもの」が手に入る遠方の仕入れ先まで買い付けに行く。朝は午前三時起き、夜は午後一〇時頃就寝という無理な生活が続いた。一一年初夏、五二歳のWさんは睡眠中に心停止をきたし、一命を取り留めたものの低酸素脳症を生じてしまった。

リハビリ半ばで家業に復帰したが、商店の場所代の捻出も難しく閉店を余儀なくされた。病因としては「睡眠時無呼吸症候群」との診断であった（その上、救急搬送された医療機関で使用した薬の副作用で容態が悪化した）。大手の企業（スーパー）の進出により街中の小さな店が次々に倒産していく世の中の縮図であり、その濁流に飲み込まれた犠牲者と言えよう。

Wさんが家業を受け継いだ一九八〇年代以降の時代背景を振り返ってみる。五〇年代にアメリカの経済学者ミルトン・フリードマンによって提唱され世界の発展途上国へ輸出されたのが、新自由主義による市場原理主義であった。日本も例外ではなく、新自由主義を掲げたレーガン大統領（一九八一〜八九年在任）と親交を結んだ中曽根首相（一九八二〜八七年在任）によって導入された。その具体的政策が国有鉄道や電信電話公社の民営化であった。

クリントン大統領時代（一九九三〜二〇〇一年在任）にはさらに拍車がかかり、それを具体的に進めたのが小泉内閣であった。二〇〇一年以降の小泉政権下、構造改革の名の下に新自由主義経済が台頭し、大手デパートやスーパーの地方への進出・大型化が進められた。場所が郊外であっても大駐車場があり、自家用車を利用すれば一度に多くの物が買えることで、一般消費者には歓迎された。これまで地道に町や村の台所として消費生活を支えてきた小売店や市場は太刀打ちできず、吸収されるか潰れるしかなかった。近くの店に買い物に行き、よもやま話に興じていた街のお年寄りにとっても死活問題であり、車がないため大型店での買物もできず孤立することになった。

二〇〇九年二月一一日付『読売新聞』に、小泉構造改革の旗振り役であった経済学者の中谷巌《いわお》氏による「構造改革路線の罪」と題する自戒の念を込めた一文が掲載されている。従来「平等社会」と言われてきた日本（「国民総中流」という言葉で表現されてきた）において、年収二〇〇万円以下の貧困層が小泉首相退任時の〇六年一〇〇〇万人に達した。こうして「貧困率」（総所得が中位所得者の半分以下である貧困層の比率）が一五％を占め、アメリカに次いで「世界ワースト二位」となる。

中谷氏は、新自由主義が与える「傷」として、第一に「バブル崩壊と世界大不況」、第二に「貧困層の増大と社会の崩壊」、第三に「地球環境破壊の加速」を警告しておられるが、その後十数年間の日本や世界の実情は中谷氏の予言通りに進行している。

Wさんはほんの一例であり、クリニックを訪れる低酸素脳症六〇名余りの方の中には多くのWさんが存在している。夜間残業や深夜就労が続き、同様な運命を背負ってしまった人たちである。因果関係を医（科）学的に証明することは至難の技であり、仕事中のアクシデントであっても「労災死」が適用される例は少なく、認められた例は「画期的」としてマスメディアで報じられるほどである。

二〇一九年九月二二日付『朝日新聞』は、「時間外労働に二カ月間二四〇時間超、出張先で死亡」の三〇代半ばの男性について、労災認定されず係争中であることを伝えている。過労によって生じた肺塞栓症《はいそくせんしょう》（エコノミークラス症候群）が労災対象疾病に指定されていないことが理由とされている。

⑶ ウィルス性脳炎

新型コロナウィルスのパンデミック下において、コロナ感染後遺症を生じた人々で、職場での集団感染や介護現場における接触感染が明らかな場合、「労災」が認められている事例も散見される。しかし一般にウィルス感染は「持病」扱いされていることが多い。

クリニックにおいても、四〇代の元タクシー運転手の方で、過労や深夜勤が続いたための体力低下によってヘルペス脳炎を生じたのではないかと考えられる例もある。しかし「労災」とは認定されていない。その他にも当事者の家族から、「本人のウィルス性脳炎は過労や不規則な生活が原因だったのでは?」と相談されたことが少なくない。現時点では、事故や脳卒中、心臓病以外で環境因子が認められた事例は皆無に等しい。

二〇一九年九月二二日付『朝日新聞』紙上で、以下のような記事を目にした。「大阪地裁では今年五月、レストラン調理師だった男性が(国が労災認定する)対象疾病ではない『拡張型心筋炎』で亡くなったケースで、長時間労働で免疫力が低下していたためにウィルスに感染して発症したと認定した判決がある」。同様な事例が積み重なっていき、一九九〇年代の栄氏の勝訴判決後同様、国の「対象疾病」が拡がっていくことを期待したい。

再びコロナ感染症に話を戻す。二〇二〇年初春以降の新型コロナウィルス(COVID-19)感染症の全国的拡大は、二三年春頃に一定の収束が得られた(五月、二類から五類へ移行)。その間感染者三三八〇万人（うち死亡者約七万五〇〇〇人。死亡者はその後も増加し、二四年八月時点で約一三万二〇〇〇人）と全国民の約三割が感染することになった。

問題になるのが「発症から三カ月後に、二カ月以上の症状がある」（WHO定義）コロナ後遺症である。全体の約一〇％に後遺症がみられるという（男性より女性に多く、特に若い女性に多いとされる）。症状は倦怠感や気分の落ち込み、頭痛、息苦しさ、不眠、食欲不振、脱毛と様々だが、中には「ブレインフォグ」（脳の霧）と呼ばれる思考力の低下、記憶障害、注意力（集中力）低下、嗅覚・味覚障害など高次脳機能障害に類する症状も多く発生している。

病態が明らかではなく治療法も確立されていないため、後遺症が生じた際の治療費、休業補償、仕事をやめざるを得なくなった場合の経済的援助（労災補償、傷病手当金、障害年金）についても確立されていない。「自己責任」扱いされる人々も出てくるだろう。高次脳機能障害の方が受診した医師によってその後が左右されるのと同様な運命を、コロナ後遺症の人々が負うのではないだろうか。

3　自然災害

日本は「地震大国」と呼ばれる。二〇二三年は関東大震災（一九二三年）からちょうど一〇〇年目ということで人々の関心も高まった。日本周辺では「巨大地震、超巨大地震」と呼ばれる地震が、判明しているだけでも以下のように発生している（二三年三月一〇日付『読売新聞』中「東日本大震災一二年」参照)。

- 六八四年、白鳳(天武)地震(M8級)、東海地震(M8級)
- 八六九年、貞観地震(M8・3以上)
- 八八七年、仁和地震(M8級)、東海地震(M8級)
- 一〇九六年、永長東海地震(M8級)
- 一〇九九年、康和南海地震(M8級)
- 一二九三年、永仁関東地震(M8級)
- 一三六一年、正平(康安)南海地震(M8・3~8・5)、正平(康安)東海地震(M8級)
- 一四五四年、享徳地震(M8・4以上)
- 一四九八年、明応地震(M8・2~8・4)
- 一六〇五年、慶長地震(M7・9)
- 一六一一年、慶長三陸(奥州)地震(M8・4~8・7)
- 一七〇三年、元禄関東地震(M7・9~8・2)
- 一七〇七年、宝永地震(M8・9)
- 一八五四年、安政南海地震(M8・7)、安政東海地震(M8・6)
- 一九二三年、関東大震災(M7・9)
- 一九四四年、昭和東南海地震(M8・2)

・一九四六年、昭和南海地震（M8・4）
・二〇一一年、東日本大震災（M9・0）
六〇〇年代から現代までの約一三〇〇年間に、M8・0〜9・0クラスの地震が記録されているだけでも二〇回以上起こっている。記録されていないものを含めるとさらに回数は増すであろう。

私たちにとって記憶に新しい地震を列記すると以下のようになる。
・一九九五年、阪神・淡路大震災（M7・3）
・二〇〇四年、新潟中越地震（M6・8）
・二〇〇七年、能登半島地震（M6・9）
・二〇一六年、熊本地震（M7・3）
・二〇一八年、大阪府北部地震（M6・1）
・二〇二四年、能登半島地震（M7・6）
近年、一九九五年に始まった直下型地震は、二〇三〇年代半ば頃に発生が推測されている南海トラフ巨大地震（M9・1が想定）まで、活動が継続するとされている（鎌田浩毅《ひろき》京都大学名誉教授、地球科学・火山学）。日本に住む私たちにとって「地震」とは、「数百年〜数千年に一度起こる自然現象」ではなく、日常的な社会現象的「災い」と見做《みな》さなければならない。

その一方で、「地震大国ニッポン」だからこそ、他国にはみられない恩恵もある。数々の火山が存在することで温泉が沸き、山々の隆起も急峻で景観が素晴らしく水も豊富、風光明媚であり、四季折々の季節感も加わり、全世界から数多くの観光客が毎年訪れる。国はインバウンド効果で、年間数兆円の利潤を上げている（二〇二三年の訪日客数は二五〇六万人で、消費額は五・三兆円とされた。二四年はさらに増加し、三六〇〇万人、八・一兆円を超えるとされる。国は将来年間六〇〇〇万人を目標にしている）。

「自然災害」と向き合っている国の姿は、自動車産業が毎年数十万件という「交通災害」による様々な被害をもたらしながら、年間数万（数十万）台の新車を生産・市場化し、数兆円の利潤を上げている（詳しくは第五章の4（4）にて紹介）状況と重なる。地震のみならず毎年襲ってくる台風や水害など、自然災害によって生じた被災に対して国が果たすべき責任は、交通事故などの社会現象によって生じた場合と同様ではないだろうか。

（1）地震による家屋の倒壊

一九九五年一月一七日早朝に発生した阪神・淡路大震災や二〇二四年を迎えた当日（一月一日）に発生した能登半島地震においては、多くの家屋が一九八一年六月以前に建てられた「旧耐震基準」であったため倒壊が著明であった。亡くなった方の多くが、自宅の柱や天井、家財道具の下敷きになっての圧迫死とされた。

阪神・淡路大震災時、倒れてきたピアノの下敷きになり救出された城戸洋子さん（受傷時一四歳、現在四四歳）は、頭部損傷のため一週間意識不明であった。覚醒後も記憶力が障害されコミュニケーション能力が低下した。定時制高校を卒業後就職を目指すも実現しなかった。明らかに高次脳機能障害を負った洋子さんであったが、「災害障害見舞金」の対象にはならなかった（両腕や両足の切断など常に介護が必要な人六四名が対象とされたが、残りの三〇〇名近くは対象とならず）。

洋子さんの母・美智子さんは、震災から一〇年目の手記に以下のような思いを綴っておられる。

「どうしても割り切れない思いが残る。震災で多くの人が亡くなった一方で、その何十倍もの負傷者が出、その中には洋子のように大きな後遺症を負った人もいたはずだ。行政は、死者数にこだわり、この数をもって震災の悲惨さを伝えるという。そんな記事を読んで愕然とした。

では、元気な体を失ったが生きている洋子は震災犠牲者ではないのか。震災からの心のケアとは叫んだが、負傷者にはふれなかった。心以前に、目の前の現実に戸惑っていた私たちは忘れ去られていたのだ。

震災セレモニーの中で亡くなられた方々に続くのは、元気な元の体を失っても頑張って生きてゆかねばならない人たちへのエールではないか。私は今までその言葉を聞いていない。機械だけによる復興ではなく、人間が係わっての復興ならば、傷ついた人間が元気を取り戻してこそ、真の震災復興といえるのではないか。

行政に見捨てられた孤独な思いはもうしたくない。そして誰にもさせたくない。」

（『阪神大震災から一〇年――未来の被災者へのメッセージ』二〇〇五年より）。

二〇世紀から二一世紀に続く三〇年間、幾度となく大地震に見舞われる中で、数千人に及ぶ障害者が発生したのは間違いない。地震が起こるたびに叫ばれている震災障害者への支援の必要性を城戸さん母子は強く感じ取り、「未来へのメッセージ」として世に発したのであった。

十数年ぶりに美智子さんからいただいたお手紙には、洋子さんがここ二〇年間同じ就労支援B型事業所へ通所しているとの報告と共に、震災以来三〇年間経った現在も、当時の「やるせない思い、悔しさ、憤りがよみがえってくる」との心境が語られていた。

(2) 救助活動の際の被災

震災時、世の中の目が必ずしも十分に向けられないのは、救助活動に努める人々の実態である。厳しい環境下、普段の生活の場を離れ、昼夜救助に携わる人の精神的・肉体的疲労は尋常ではないであろう。思わぬ被災に結びつく可能性もある。

二〇一一年三月一一日に発生した東日本大震災の三週間後、大阪府の職員だったHさん（四九歳）は、岩手県宮古市へ業務派遣された。一回目が五日間、約一カ月後の二回目派遣の三日目に脳内出血を生じ七日目（五月二〇日）に死亡した。

労災基金支部がHさんの死亡を「公務外の災害と認定」したことを不服として、Hさん側より大阪地裁に提訴された。二〇一四年一一月に始まった裁判は一七年二月に原告側敗訴の判決。ただちに大阪高裁へ控訴され、同年一二月原告側勝訴の判決が下され、Hさんの死亡が「公務災害」であることが認められた。

この間原告代理人より依頼を受け、私は「鑑定意見書」を提出した。意見書において、①Hさんに生じた脳内出血は、被災地への派遣という業務や環境変化のストレスにより、日頃軽度高血圧を有していたHさんが重度の高血圧を生じることで引き起こされたものである、②高血圧や脳内出血の前駆症状と言うべき重篤な頭痛があったにもかかわらず、派遣中という特殊事情もあり医療機関を受診できなかった、という二点を述べた。

控訴審判決においては、「業務の過重性の有無は、業務に従事した時間等のみを見てこれを評価するのは相当でなく、当該業務に伴う精神的緊張の著しさや、派遣に係る交通手段、移動時間及び移動時間中の状況、派遣先における宿泊施設の状況、派遣中における睡眠を含む休憩・休息の状況等を踏まえて総合的に判断するのが相当である（このことは、医学的知見に基づく労災保険の脳・心臓疾患の認定基準において、短期間の過重業務の有無の判断に際し、労働時間のみならず、「悲惨な事故や災害の体験（目撃）をした」等の発症に近接した時期における精神的緊張を伴う業務に関連する出来事、出張中の業務内容、……にも沿うものである）」と述べられている。その上で、精神的緊張の一要因としての「現実的な危険にさらされている」ことに関し、新しい概念「トラウマティック（惨事）ストレス」に言及している。

Hさんの「逆転勝利判決」は、「この災害列島で今後もどこかで災害は起きるはずであり、他自治体職員による被災地支援はこれからも続く。被災地に赴く公務員に少しでも安心して仕事をしてもらうためにも、意義のある判決」（原告代理人）と言えよう（以上、自治労府職『公務外認定処分取消請求訴訟――逆転全面勝利報告書』二〇一八年参照）。

公務員のみならず一般のボランティアや消防隊員、自衛隊員、警察官など、災害支援に動員される人々は今後も続出する。中には脳卒中や心肺疾患によって高次脳機能障害を生じる人も出てくるはずであり、社会（貢献）活動の結果として公的な補償の対象となるべき人々である。

4　脳の予防的手術

一九八二年にＭＲＩ（核磁気共鳴画像）が日本に初めて導入され、その後またたく間に全国に拡がり、世界一の保有率になった。当初ＭＲＩはＣＴ（コンピュータ断層撮影）ほど利用率は高くなかった。そこで目をつけられたのが「脳ドック」であり、「脳の病気を未然に防ぐ」ことが目的とされた。特にＭＲＡ（ＭＲＩを用いた脳内血管の画像化）によって、動脈の狭窄（閉塞）や未破裂脳動脈瘤（ＵＡＮ）の存在が判明する意味は大きかった。

狭窄やＵＡＮを発見した医師は、その事実を本人・家族に説明する。その時必ず、「放っておいたら、脳梗塞やくも膜下出血（ＳＡＨ）などとんでもないことになる。希望であれば、予防的外科手術によって未然に病気の発生を防止できる」と伝えることになる（中にはＵＡＮについて「頭の中に爆弾を抱えており、今日でも明日でも夜中寝ている最中にでも爆発することがある」と、脅しとも言える「ＩＣ＝インフォームドコンセント」を実施していた医師も存在した）。説明を受けた本人（家族）は当然のことのように「お願いします」ということになり、直ちに入院の上手術が実施される。

当初は「頭が痛い」「眩暈《めまい》がある」といった理由で脳神経外科の外来を受診していた患者さんが対

象であったが、徐々に「念のために脳に異常がないか否か調べてみよう」として脳ドックを受ける人々にも拡がった。挙句の果て、一般の市民健診や企業検診でたまたま脳ドックのお世話になる人たちまでが対象になった。

ことは頭（脳）の手術である。問題なく退院できる人も多いが、中には術後身体障害や言語障害などの後遺症を残す人も出てきた。最悪の場合、死亡するケースもみられた。本人・家族にとっては「青天の霹靂《へきれき》」であり、「医療事故（過誤）」とも言えるものであった。

医療事故（過誤）に対し第三者として専門的立場で意見を述べる医師の団体である医療事故調査会（一九九六年結成、本部医真会八尾総合病院）の世話人であった私の元へ、脳の予防的手術による多くの被害事例の相談が舞い込んだ。当初は死亡例や遷延性意識障害（「植物状態」）、重度の身体障害の例が多数であった。相談を重ねていくと、術後高次脳機能障害を生じた事例も散見されるようになった。

高校の理科（生物）講師として三五年間教壇に立ってきた六一歳の男性がいた。頭に異常を感じ入院した病院で、脳血管撮影にて小（直径二～三ミリ）UANを指摘された。そのまま入院の上、開頭脳動脈瘤クリッピング術が実施された。約四カ月後の退院時に、記憶力低下（学習障害）、作話（健忘症状に対する代償行為）、性格変化などの高次脳機能障害が生じてしまう。在宅後は、夜間塾に勤めていた妻が仕事を断念し介護することになった。

そのような折、大問題が生じた。男性は術前、ある不動産会社と物件をめぐり契約を行っていた。術前には、術後に生じる障害について全く予測しておらず、契約のことを妻に詳しく話していなかった。手術後その事実を忘れてしまい、約束を放棄してしまったため違約金が発生した。その金銭の捻出のため実家を売り払い、小さなマンションに移り住むことになった。手術三年半後に始まった損害賠償をめぐる医療裁判において、一審、二審ともに敗訴し、二人にとって全く予測もしなかった老後を過ごすことになってしまった。

私は一九九九年七月『脳ドックは安全か——予防的手術の現状』を出版し、被害を負った三〇件余りの相談の内わけ、具体例（裁判例は審議経過も含め）を紹介した。同時に、九二年から開かれ始めた「日本脳ドック研究会（九六年より学会）」において、九七年（東京）具体例について演題発表した。さらに九九年の「学会」（大阪）でも三〇例のアンケート調査の結果について報告し、学会会長（太田富雄大阪医科大学脳外科教授）自ら、「『脳ドックは安全か』が今学会の共通課題になりました」としめくくった。同書は二〇〇〇年六月発行の脳神経外科学会専門雑誌にも参考文献として紹介された（熊江隆「Risk/Benefit の概念と予防的外科治療」日本脳神経外科コングレス『脳神経外科ジャーナル』第九巻第六号）。

続いて二〇〇四年五月、『脳受難の時代——現代医学・科学に蹂躙《じゅうりん》される私たちの脳』を出版し、前回出版以降相談を受けた一四名の方々について、具体的に紹介した。その中には五名の高次脳機能障害事例も含まれる。同書は〇七年七月発行の『日本医師会雑誌』でも紹介された（「特集：脳ドックの現状と課題」中、斎藤勇杏林大学名誉教授「脳ドックの意義」）。

同書において五名中、「山村の温泉病院で受けた手術」と題して紹介したのが中川絹子さんの事例である。中川さんは手術当時五九歳で、岐阜県内の山村の温泉地に住んでいた。主婦として母親として家庭を切り盛りし、趣味の手編みや刺繍にも励み数多くの作品を残した。一九九八年軽度の脳卒中後のリハビリ目的で入院した温泉病院で、退院直前に脳血管撮影が行われ、脳内に二カ所のＵＡＮが発見された。動脈瘤の根元に金属クリップを掛けるクリッピング術後に大脳基底核や小脳に脳梗塞を生じ、歩行障害に加え、高次脳機能障害による意欲のなさ、見当識障害、書字障害、性格変化が出現し、自力での生活が困難となった。

その後の病院や執刀医の不誠実な態度に対して、中川さん側の提訴により始まった裁判の場で、病院側は「中川さんには元々うつ病があり、それが術後の経過にも影響した」と主張した。裁判は数年後中川さん側の敗訴に終わった。「ＵＡＮの手術適応と術後合併症」「放置した場合にくも膜下出血が生じる可能性」「術前説明の的確性」など様々な争点があったが、中川さん側の主張は全く認められなかった。その後も闘病生活を続ける中川さんの生きてきた証を残すべく、二〇一九年一二月夫の護さんによって『私の脳を返して』が出版された。

二〇〇四年六月、東京で開催された「脳ドック学会」においても、十一名の被害当事者へのアンケート調査報告を行った。一カ月前に出版した『脳受難の時代』の内容に沿って、五名の高次脳機能障害事例について報告した。いまだ病気とは言えないＵＡＮに対し、手術的治療により命を縮めたり思わぬ障害を引き起こした場合の、医師（病院）として本人・家族に対してとるべき態度（責任）とは何なのか、共に考えることを呼びかけた。私にとっては「学会」における最後の報告となった。

脳ドックはその後も益々盛んに行われており、最新の画像診断によって詳細な血管性病変の有無が確かめられている。「異常」が判明すれば外科的治療であっても前向きに進めていくのが、臨床現場の自然な成り行きである。ＩＣの徹底や手術法の工夫（ＵＡＮに対し、開頭手術によるクリッピングではなく、血管を通じて導入したカテーテルを用いたコイル挿入術も行われるようになる）、術中モニターの実施など、安全性をより高める努力はなされている。しかし、医療事故はゼロにはなり得ない。

たまたま受けた検査で「異常」が指摘され、治療の結果障害が生じることは、交通事故によって障害が生じることと同様の被害と言える。後遺障害の程度に基づき、医師や医療機関、医学会（脳ドック学会）より補償がなされるべきは当然のことと言えよう。

5　他人からの暴力行為

高次脳機能障害を生じた人たちの中には、他人からの暴力行為による頭部外傷（中には全身打撲）が原因の場合も多い。当然刑事事件として扱われ、加害者は何らかの刑事罰に処せられる。被害者にとっては生涯にわたる障害との闘いが始まるのであり、加害者に対し補償を求めるために民事裁判に訴えることになる。ここでも大きな壁が立ちはだかる。

一つは、同障害の認定の壁である。一九九七年一一月、会合から帰る途中の今井浩弥さん（当時三三歳）は、見知らぬ男性によって突然店のシャッターに打ち付けられ、後頭部を強く打撲した。頭蓋骨骨折、急性硬膜外血腫が生じ、緊急開頭手術、急性期治療を終えた今井さんには著明な物忘れが生じた。二〇〇〇年三月より私へ相談があり、〇一年一月奈良にて開設したばかりのクリニックへ通院し認知リハビリを実施するも、職場への復帰は難しく退職に追い込まれた。

既に始められていた大阪地裁における加害者に対する損害賠償請求の裁判（二〇〇〇年一〇月提訴）においては、一見何の障害もないように見える今井さんの後遺障害について論議された。私も証人として呼ばれ（〇一年一二月）、受傷後に生じた精神症状について画像所見を示しながら解説した。〇二年五月、司法上全国で初めて「高次脳機能障害」の認定が下され、四〇〇〇万円の賠償が命じられた。

二つ目は、加害者に命じられた賠償金が必ずしも支払われないことである。今井さんの場合、自動車損害賠償責任（自賠責）保険後遺障害等級表に照らせば第3級（「神経系統の機能又は精神に著しい障害を残し、終身労務に服することができないもの」）に該当する（**表2**参照）。障害による逸失利益、その他の損害を加算すると、任意保険上は四〇〇〇万円を遥かに上回る額になるはずであった。

それさえも加害者側は不服として大阪高裁へ控訴し、不当にも相手方の支払い能力に応じて三八〇万円で和解することになった。しかも月に数万円ずつ、二〇年間で支払う条件を今井さん側は呑まざるを得なかった。ところが結果は違った。加害者は一〇カ月間にわたり計一五万円のみ支払い、その後は連絡も取れなくなる。今井さんにとって弁護士費用も捻出できない額の収入しか得られなかったが、不服を申し立てることもできず断念せざるを得なかった。「労災保険上の第2級にあたる」として「犯罪被害者等給付金」五〇〇万円が支給されたが、その後正規の仕事に就けない今井さんには貯金を切り崩しての生活に変わりはなかった。

表２　自動車損害賠償責任保険後遺障害等級表

等級	号	後遺障害	労働能力喪失率	保険金額
第１級	3	神経系統の機能又は精神に著しい障害を残し、常に介護を要するもの	100/100	3,000万円
第２級	3	神経系統の機能又は精神に著しい障害を残し、随時介護を要するもの	100/100	2,590万円
第３級	3	神経系統の機能又は精神に著しい障害を残し、終身労務に服することができないもの	100/100	2,219万円
第５級	2	神経系統の機能又は精神に著しい障害を残し、特に軽易な労務以外の労務に服することができないもの	79/100	1,574万円
第７級	4	神経系統の機能又は精神に障害を残し、軽易な労務以外の労務に服することができないもの	56/100	1,051万円
第９級	10	神経系統の機能又は精神に障害を残し、服することができる労務が相当な程度に制限されるもの	35/100	616万円
第12級	12	局部に頑固な神経症状を残すもの	14/100	224万円
第14級	10	局部に神経症状を残すもの	5/100	75万円

「犯罪被害者」に関しては一九七〇年代より社会問題化していたにもかかわらず、実態はほとんど変わっていない。ここ四〇年余りの歴史を辿ると以下のようになる。

- 一九八〇年、「犯罪被害者等給付金支給法」制定。
- 二〇〇〇年、全国犯罪被害者の会「あすの会」発足。
- 二〇〇四年一二月、「犯罪被害者等基本法」成立。
- 二〇〇八年七月、法改正で第１〜３級の重度障害について支給最高額を四〇〇〇万円に引き上げる。ただし、改正前の事件には適用されず。
- 同年一二月、「損害賠償命令制

度」の利用が始まる。刑事裁判に続き、被害者側から加害者に対して民事裁判なしで賠償を求め、刑事裁判担当官が審理を担当できるとした。

・二〇一六年、日弁連が被害者の泣き寝入り解決策として、国による賠償金の肩代わり、被害者に代わり加害者に請求する機関の創設を提案。

・二〇二二年、一八年に役員の高齢化などにより解散した「あすの会」が「新あすの会」として再結成。一六年に日弁連が提案した、国が加害者に賠償請求する制度の創設を求める。

こうして二〇〇〇年代初めに今井さん親子の前に立ちはだかった壁は徐々に崩されているように見受けられる。しかし現実には、ほとんど実態に変わりがない事実が、一三年九月七日付『毎日新聞』紙上で報道されている。記事は、妹（二五歳）を殺された兄が受刑者に対し「損害賠償命令制度」を使って求めた賠償金が、一円も支払われずにいる事実である。兄は受刑者に手紙を書き、七回にわたる面会を重ねるも進展はなく、「犯罪賠償督促、なぜ遺族か」と理不尽さを訴えている。

そもそも日本の補償制度は、海外に比べ極めて貧弱なものであることが報じられている。先進国（イギリス、フランス、ドイツ）と比較し、給付金の総額がけた違いに低く、国民負担額の差は明らかである（二〇一〇年五月七日付『日本経済新聞』によれば、日本：総額一二億円・国民一人当たり負担金一〇円、アメリカ：五〇〇億円・一七〇円、フランス：三五六億円・五九〇円）。

二〇二四年四月、警察庁は殺人などの被害者遺族に対する給付金について、増額する案をまとめた。収入なしの小児の場合、現行三二〇万円から一〇六〇万円、年収五五〇万円の会社員の場合、二一二〇万円から二九六四万円、収入のない主婦の場合、五三〇万円から一〇六〇万円に引き上げられる。それに対し「新あすの会」は「全く足りていない」とし、加害者に対する損害賠償債権を国が買い取って立て替え払いする制度など、従来の要求が実現されていないと述べている。

参考にすべき記事がある。ノルウェー、イタリア、シンガポールなどの諸外国において、刑務所が人道的に生まれ変わろうとしていることを伝える。記者が二〇一一年オスロで起こった爆弾事件の被害者に対し、「人道的すぎないか」と問うと「感じない」と答えたという。記者は以下のような感想を述べている。

「ノルウェーは加害者支援も手厚いが、被害者支援も手厚い。それが『加害者だけ優遇されている』『被害者が置き去りにされている』といった声が出にくい要因の一つのようだ。被害者への補償金（現在の最大額は九三〇〇万円余り）支給を担う官庁がある。このテロ事件の被害者や遺族は事件から一一年たった今も無料で弁護士に相談でき、（娘を失った）レイネランドが代表を務める被害者らの団体は、国の財政支援を受けているという」（以上、二〇二二年九月四日付『The Asahi Shimbun "GLOBE"』上の「変わる刑務所」より）。

暴力行為による被害者の場合無視できないのは、加害者に対する憎しみや恨みから抜けられないことや心的外傷後ストレス障害（PTSD）である。高次脳機能障害の場合は、両者によって生じる精神症状が複雑に絡《から》み合い、治療過程がより困難になる。認知リハビリ上極めて重要な問題でもあり、第三章の1にて詳しく触れる。

第二章
高次脳機能障害を取り巻く社会

第一章の冒頭で述べたように、高次脳機能障害の状態は置かれている社会のありようによって全く違ってくる。発達障害や認知症など多様な精神（神経）症状を呈する病態が、回りの人間関係や本人の立場、社会環境によって変わるのと同様である。同障害者は、ふだん日常生活（家庭生活）、関連動作（買物、交通機関の利用、銀行での金銭の出し入れ、物品購入のための業者との契約など）、社会生活（就労）全般に身を置いており、日常から社会生活全般にわたり、本人と回りとの関係性が問題となる。

その点において現代社会を具《つぶさ》にみていくと、そこには緑もオアシスもない一面砂漠のような風景が拡がり、ふと立ち止まると、汗は流れ喉は渇き灼熱の太陽によって皮膚が焼かれてしまうような状況が歴然と存在する。このような社会で高次脳機能障害の人々は生き延びていけるのか、ましてや生きがいを感じながらのびのびと将来への目標を持って生きていけるのか、甚《はなは》だ心許ない。

忘れてはならないことは、同障害にとって殺伐とした社会は、一般の人々にとっても同様ということである。現代社会において露呈している様々な問題、特に人間関係に関することのみに言及しても、少なくない人々が「うつ状態」を呈している。代表例として、教師の中に「うつ」が多く発生していることが社会問題化している（二〇二三年度に精神疾患で休職した公立学校の先生は七一一九人）。その一方、小中学生の「不登校」も二三年度全国で三五万人近くと過去最高である。

青少年の頃より始まる「ひきこもり」は五〇～六〇代になっても続いており、その数は全世代で合計一六四万人に達している。ピーク時（二〇〇三年）の三万四四二七人と比較し少なくなったとは言え、二〇二三年の自殺者は二万一八三七人であい変らずである（特に青少年にも多い傾向にあり小中高生五一三人で「死因」の一位を占める。五〇代が四一九四人で最多で、四割が六〇歳以上）。

高次脳機能障害当事者は社会の状況如何《いかん》で最も（最初に）影響を受けやすく、一般の人々にとっては「社会を写し出す鏡」「炭鉱のカナリア」とも言える存在である。以下、具体的にみていこう。

1　生産性を重視し競い合う社会

（1）効率化社会の元凶とは

私たちが住む社会は、地球上から様々な資源（植物、動物、石炭・石油・天然ガスなどのエネルギー）を効率よく収穫し、利用しやすいように加工することで豊かさを保っている。そこに資本が介在すると、他人（他企業）より多くの物を安く作り、市場にて高価な値段で売り捌《さば》くことが求められる。人類社会は長い間その営みをくり返すことで、文明が栄え工業が発展し、便利で快適な生活を作り出してきた。その代償が、自然破壊であり、地球資源の枯渇、「温暖化」による異常気象であることは確かである。先進諸国においては、必要以上のエネルギー（特に電気）を使うことで、益々地球環境の破壊を進めている。

元京都大学原子炉実験所助教の小出裕章氏に対するインタビュー記事「必要なことは資本主義的生産様式の廃止――エネルギー過剰消費社会を総点検する」（『季節』二〇二三年冬号、八〜二三頁）が参考になる。小出氏は、原子核工学を専攻する立場から原子力発電（原発）の危険性に気付き、一九七二年以降の東北・女川《おながわ》原発裁判（刑事）、七三〜九二年の四国・伊方原発訴訟に関わってこられた。二〇一一年三月の福島原発事故後、数々の著作や全国各地での講演によって「原発の廃絶」を訴えておられる。小出氏が問うているのは、「危険な原発の稼働をこのまま続けなくてはいけないほどエネルギーが必要なのか」ということである。

記事中に、日本人が使うエネルギー量と平均寿命との関係を表す図が示されている。敗戦直後は一人一日あたりのエネルギー消費量は二万キロカロリーで、寿命は五〇歳未満。一九七〇年代になると八〜一〇万キロカロリー、七五〜八〇歳に延び、二〇〇〇年代には一二万キロカロリー、八〇〜八五歳になっている。この図から小出氏は、七〇年頃のエネルギー（図では八万キロカロリー）で十分に現在の寿命を達成できるとしている。

一九七〇年というと、私がちょうど大学に入学した年であるが、当時まだ各家庭にエアコンはなく、夏の夜は蚊帳《かや》を使っている家もあった。冬も石油ストーブがあればいい方だった。風呂は現在のように全自動ではなかった。現代と比較すると不便に感じてしまうが、小出氏は「今は省エネ技術が非常に発達しました。いまその技術が使えるので一九六五年、一九七〇年よりはるかに豊かに生きることができます」と語っておられる。

小出氏が電力消費の最悪玉として上げているのがリニアモーターカーである。リニアについては、工事にまつわる膨大な予算、自然破壊（南アルプスを貫くトンネル工事）や地震発生時の大事故、新型コロナ感染拡大下でオンライン会議やテレワークが普及した今日における利用価値など、数々の点から批判されている（山本義隆『リニア中央新幹線をめぐって――原発事故とコロナ・パンデミックから見直す』二〇二一年、石橋克彦『リニア新幹線と南海トラフ巨大地震――「超広域大震災」にどう備えるか』二〇二一年）。

消費するエネルギー（電力）は、東京〜大阪の路線が開業した場合一日平均七四万キロワットで、原発一基分の出力にあたる。乗客一人を同じ区間で運ぶための電力消費量は、新幹線の三〜四倍（航空機の半分）とされている。福島原発事故をきっかけに節電の重要性について呼びかけられ始めた時期と同時に、リニアの本格的な工事が始まった。その後、コロナ感染症で人の移動について考え直そうとする状況を迎えたが、リニア計画は一歩も立ち止まろうとはしない（沖縄・辺野古の米軍基地建設が、軟弱地盤の問題などがありながら中断や中止することなく進められているのと全く同様な構図）。

小出氏とは別の経済学の立場から、エネルギー問題を含む地球環境・気候変動について語られているのが、ベストセラーともなった斎藤幸平著『人新生《ひとしんせい》の「資本論」』（二〇二〇年）である。示唆することの多い著作でもあり、長くなるが全体の内容を紹介する。

同書においては、気候変動（地球温暖化）の原因が二酸化炭素（CO_2）排出量の増加という観点から論が進められている（温暖化については、そもそも温暖化しているのかや、原因が大気中のCO_2上昇と断定してよいのかといった異論もあり、ここでは言及しない）。CO_2排出量は一八世紀後半の産業革命を起点に一八五〇年頃より上昇し始め、一九四五年の第二次世界大戦終結を契機に増大の一途を辿っている。CO_2上昇は経済活動の拡大や資源の浪費と並行しており、資本主義の発展（大量生産・消費型社会としての「帝国的生産様式」）からきていることをカール・マルクス（一八一八〜八三年）を参考に述べられている。

温暖化を資本主義の範囲内で解決しようという考え方がある。「グリーン・ニューディール」（「グリーン革命」）と呼ばれ新自由主義の立場から提唱されている。その「最後の砦」として「ＳＤＧｓ（持続可能な開発目標）」が現在盛んに流布されている。しかし果たしてCO_2を減らせるかと言えば、それは幻想でしかない。「ＳＤＧｓは『大衆のアヘン』」と斎藤氏は言い切っている。結局「生活の規模を一九七〇年代後半のレベルまで落とす」ことしかない、すなわち「脱成長」と小出氏と同様な結論に至っている。

ここで斉藤氏は「惨事便乗型資本主義」に触れ、資本主義は利潤を増やすための経済成長を止めないばかりか、環境危機の深刻化さえも利潤獲得のチャンスにしてしまうと警告する。「惨事便乗型資本主義」についてはカナダ生まれのジャーナリスト、ナオミ・クライン『ショック・ドリトクリン――惨事便乗型資本主義の正体を暴く』(二〇一一年)に詳しいが、世界的な大惨事(戦争、政変、自然災害など)後の国民(地域住民)のショック状態(何も考えられない、頭が真っ白な状態)に乗じて、「戦後処理、災害処理」を口実に、グローバル(超国家)企業が新自由主義的政策により一気に市場開発を行う実態を表す。

自然災害の具体例としては、二〇〇四年一二月のスマトラ沖地震と大津波後の高級リゾート化計画、〇五年九月の米ルイジアナ州ニューオリンズのハリケーン・カトリーナ後の公的統治(環境・自然災害対策)機能の民間への委託を紹介している。日本も例外ではなく、一一年三月の東日本大震災・原発事故後、福島県内において「スーパーシティ」構想、「スマートシティ」計画が進められ、産官学連携、医療、福祉、教育、農業分野に情報通信技術(ICT)が導入され、「創造的復興」が叫ばれている。斎藤氏は以上のような事実について警告しているのだ。

改めて斉藤氏は、「脱成長」が資本主義下で実現可能なのか否かについて言及する。「定常型社会」の概念を広める広井良典《よしのり》氏(次の2(2)で紹介)、社会経済学者の佐伯啓思氏、ノーベル経済学受賞者のジョセフ・E・スティグリッツ氏などによる「脱成長資本主義」を批判し、マルクス主義哲学者スラヴォイ・ジジェク氏の論文に賛同する。「資本主義」と「脱成長」は両立不可能との結論に至る。

そこで、環境危機の時代である「人新生」にマルクスを蘇らせる。初期のマルクスではなく、晩年にマルクスが行き着いた理論である。資本主義の帰結である自然（環境）破壊をくい止めるには、「土地（自然）の持続可能性」と「社会的平等性」が実現された協（共）同体（コミュニティ）が不可欠である。そのために必要なのが経済成長をしない定常型経済であり、それを「脱成長コミュニズム」と名付け、環境危機が深刻な現代こそ追及されなければならないとする。

「脱成長」することで、人々が欠乏するかと言えばそうではない。資本主義によって一部の人たちのみの私財を増すのではなく、平等に分配されることでより潤沢になる。潤沢になることで人々の自由度は増す。労働だけに縛られず、闇雲に生産力を上げるのではなく、他人と競争することもない。それが脱成長コミュニズムの未来とされる。

脱成長コミュニズムとは何か。同書には、「脱成長コミュニズムの柱」として第1～第5の内容を呈示してある。この内容こそ、本項において問題にしている「競争、合理化、ノルマ化、生産性重視（効率化）」をいかに克服していくかを考える道筋になる。本章の最後に「第1～第5の柱」について紹介する。

(2)「社会的共通資本」にまで拡がる効率化

効率化の元凶たる資本主義の原理も、経済学者の宇沢弘文氏（一九二八～二〇一四年）が提唱する「社会的共通資本」、すなわち交通機関・教育・医療・福祉の分野においては無縁とされてきた。公的に管理することで平等に国民に行きわたるように工夫がなされた。経済的・地理的あるいは置かれている立場により不平等だと、受ける恩恵に格差が生じ、生命にかかわる問題になりかねないからである（特に医療や福祉）。

宇沢氏は二〇〇〇年に『社会的共通資本』（岩波新書）という概念を世に提唱した。同書を参考に解説する。一九〇〇年代後半、資本主義体制下にある国々の経済政策が行き詰まる中、アメリカのレーガン大統領（一九八一〜八九年在任）、イギリスのサッチャー首相（一九七九〜九〇年在任）、日本の中曽根首相（一九八二〜八七年在任）らが、新保守主義をかかげて中央集権から民間活力の活性化へ軸足を移動させた。ケインズ経済学の崩壊を意味するものだった。

その一方で宇沢氏は、資本主義経済学の創始者アダム・スミスの『国富論』（一七七六年）に基づく資本主義に対し制度主義という概念を提示され、「個々の経済主体によって私的な観点から管理、運営されるものではなく、社会全体にとって共通の資産として、社会的に管理、運営される」（二一頁）社会的共通資本が提唱される。自然環境（大気、水、森林、河川、湖沼、海洋、沿岸湿地帯、土壌）、社会的インフラストラクチャー（「社会資本」と呼ばれるもの。道路、交通機関、上下水道、電力、ガス）、制度資本（教育、医療、金融、司法、行政）が該当する（五頁）。

現実には、「社会全体にとって共通の資産」にもかかわらず、既に電力、ガスは民営化され営利の対象とされている（福島原発事故の遠因とも考えられる）。水道も民営化が画策されている。また、中曽根政権下で国鉄民営化、小泉政権下で郵政民営化が強行された。

とりわけ「学校教育」に関して四十数頁にわたり、「教育とは何か」「教育の中で果たされるべき役割」「教育の目的」「社会との関わり」「大学のあるべき姿」について言及されている。日本における学校教育の現実は「世紀末」的様相を呈しているとされ、「市場的基準を無批判に適用して競争原理を導入したり、あるいは、国旗・国歌を法制化し、教育勅語の精神を復活させ、官僚的基準にしたがって学校教育を管理しようとする一部の政治家たちの考え方が、このような悲惨な現状を生み出した」「日本の学校教育の現場の荒廃は結局、教育制度という私たちにとってもっとも大事な社会的共通資本を、官僚的に管理したり、あるいは反社会的な考え方にもとづいて粗末に取り扱ってきた結果として起こってきた」（八頁）と述べられている。

交通機関に関して、本書とも関連する「自動車の社会的費用」（一〇〇〜一一四頁）について紹介する。日本の高度経済成長下において、一九七〇年約一七〇〇万台であった自動車の保有台数は、九八年には七四〇〇万台になった。土地面積単位当たり世界で最も自動車密度の高い国になった。ここで自動車の長所のみならず、社会に与える負担とも言うべき「社会的費用」の概念が必要になる。(i)道路の建設・維持、交通安全のための設備、サービス供給、(ii)公害（大気汚染）、環境破壊（騒音、振動）、(iii)自然環境（森林）破壊、文化的・社会的環境の破壊、(iv)自動車の生産・利用に伴うエネルギー資源の希少化（化石燃料の枯渇）、地球的環境の均衡破壊（温暖化）、(v)事故によって惹き起こされる生命・健康の損失がある。特に日本の場合、狭い国土に多くのくるまがひしめくことにより自動車事故発生の確率は高い（一九七〇年当時、事故による死亡者は年間一万七〇〇〇名を越え、「交通戦争」という言葉が使われていた）。

「社会的費用」について以下のような重要な視点が提供されている。「自動車の社会的費用という概念は、本来、自動車の所有者ないしは運転者が負担しなければならない費用を、歩行者あるいは住民に転嫁して、自らほとんど負担しないまま自動車を利用しているようなとき、社会全体としてどれだけの被害をこうむっているかということを何らかの方法で尺度化しようとするものである。もし、このような社会的費用を放置しておくときには、人々は自動車を利用すればするほど、私的な観点から大きな利益を得ることができるわけで、自動車に対する需要は限りなく増大する傾向すらもつことになってしまう」（一〇六頁）。

第四章の２(1)⑤にて紹介するが、交通事故による被害を負った時の自動車保険（強制、任意）による損害賠償の際、保険会社側より必ず「賠償額は加害者側にとっても納得のいくものでなければ不公平」と主張される。宇沢氏は「社会的費用」という観点からこのような主張を批判する。その上で、「自動車事故にともなう生命、健康の喪失に関する社会的費用」を、被害者の年齢（余命）や収入（所得）、病気や障害の有無によって計算するのは「非人間的・反論理的である」と強調している（一〇九頁）。

宇沢氏は既に一九七四年『自動車の社会的費用』（岩波新書）を出版され、日本における都市環境（道路事情）の問題性にメスを入れておられる。同書において、交通事故によって人命や健康にかかわる被害が生じた際の賠償金額の算定のために採用される「ホフマン方式」（被害者が事故に遭わなかった場合に、生涯において生み出した可能性のある所得を推計して計算する方式）に対し疑問を投げかけ、次のように論評されている。

「ホフマン方式によるならば、もし仮りに、所得を得る能力を現在ももたず、また将来もまったくもたないであろうと推定される人が死亡しても、その被害額はゼロと評価されることになる。また、高所得者はその死亡の評価額が高く、低所得者は低くなることも当然である。したがって、老人、身体障害者などが交通事故にあって死亡・負傷したときにはその被害額は小さくなるのである。

このような計測方法が得られるのは、人間を一つの生産要素とみなすからである。労働サーヴィスを提供して、生産活動をおこない、市場で評価された資金報酬を受取る、という純粋に経済的な側面にのみ焦点を当てようとする考え方が、その背後には存在する。この考え方はじつは、人間のもつさまざまな社会的・文化的側面を捨象して、純粋に経済的な側面に考察を限定（するものである）」

宇沢氏が随所で指摘されているように、今や「社会的共通資本」の様々な分野においてさえ、競争や効率化の論理が徹底化されるようになった。医療や福祉の分野における実態を詳しくみていく。

（3）医療・福祉の変質の実態

昨今の医療や福祉の変質を一言で表せば、「社会保障としての医療・福祉から経済活性化のための医療・福祉へ」になる。表向きは、「少子高齢化社会」「超高齢者時代、それに伴う認知症高齢者の増加」「二〇二五年問題」を背景に医療・福祉の合理化が声高に叫ばれ始めた。

一九六一年に施行された国民皆保険により、国民は「いつでも、どこでも、誰でも」平等な医療を受ける権利を享受することができた。以来六〇年間余りにわたり、健康を維持し長寿を保つことが保障されたことで、「社会的共通資本」の役割を立派に果たしたのである。担い手たるべき医師(医療者)の側には、課せられた職業倫理中「医師は医業にあたって営利を目的としない」との条文が加えられ(「医の倫理綱領」平成一二年四月採択)、ややもすれば経営主義に陥りがちな医療行為を戒めている。

世の中の商業主義とは一線を画したはずの医療の世界にも、二〇〇一~〇六年の小泉政権下において新自由主義経済が台頭し構造改革路線が敷かれ、「医療を経済成長の起爆剤に」と叫ばれ始めた。二〇〇九年一二月の民主党内閣閣議決定による「新成長戦略」において、「ライフイノベーション(技術革新)」戦略の一環として高度医療を外貨獲得・経済振興のために実施すべく「医療の市場原理化」がもたらされた。

二〇一二年一二月末自民党政権に戻って五カ月後の一三年五月、『読売新聞』は「医療改革に関する提言」を五面にわたる紙面を使って掲載した。「提言」の核心は「医療を産業として強化、経済成長のエンジンとして活用」(「社説」)するとされる。時の政府を代弁し、「経済活性化のための医療」を公然と宣言した。

「二〇二五年問題」があらゆるマスメディアを動員して声高に叫ばれ、今後の医療・福祉においては、「社会保障の堅持」といった悠長なことは言っておれないこと、「医療による経済の活性化」どころか「経済界をいかに医療の世界に引き込むか」が必然化すること、が語られ始めた。

二〇二五年は団塊の世代(一九四七年~四九年生まれ、五九〇万人)の全てが七五歳以上(「後期高齢者」、予測数二一八〇万人)になる年である。全人口は一億二〇〇〇万人余りとなり、うち六五歳以上が三六〇〇万人と約三〇％を占める。認知症高齢者が四七一万人（六五歳以上の一三・一％）になるとされている。一人暮らしや夫婦のみの世帯が全世帯中六〇％以上を占めるとされる。年金が六〇兆円、医療費が四八兆円、介護費が一五兆円になる。

このような時代に向けて、自民党政権が二〇一四年六月に、「集団的自衛権」行使容認の閣議決定に国民の目が吸い寄せられる中で法制化したのが「医療・介護総合確保法」（「地域における医療及び介護の総合的な確保を推進するための関係法律の整備等に関する法律」）である。医療、介護、地域包括ケアシステムの構築に分けられ、国の医療・福祉政策を指し示す。

医療では、「高度急性期」病棟（患者七人に対し看護師一名の看護体制）を従来の約三六万床から半数程度に減らし、患者を早期に「地域包括ケア病棟・病床」とされる「回復期」や「慢性期」の病棟に移床させる。入院日数を制限し地域（在宅）への復帰を促進する。点滴や人工呼吸器装着などの治療やリハビリ半ばでも在宅療養の方針がとられる。

介護では、単身世帯や老々介護世帯であっても、介護保険上の「要介護3」以上でない限り、特別養護老人（特養）ホームへの入所は制限される。「要支援」者は介護保険上のサービスから外され、市町村や地域のボランティアによる支援の対象になる。

医療・介護の実情から、在宅の高齢者や病気を抱える人が、日常生活や通院、介護の面で極めて困難な状態に置かれる。そこで「地域包括ケアシステム」への民間企業の導入として様々な方策が講じられている。

健康管理や病気の予防のためのヘルスサービスによる情報提供、インターネットの利用による医薬品販売、医療・介護機器の貸し出し（リース）・販売、医師・看護師・ヘルパー・医療事務の登録・派遣、運動指導・食事提供・レクレーションに関する健康産業、そして各種保険サービスがある。最近、私が運営・管理するような小さなクリニックでさえ、毎日人材派遣会社や医療機器メーカーからの「お知らせ」が引きも切らない。

「地域包括ケアシステム」というと聞こえはいいが、全てが医療保険や介護保険外のサービスであり利用料が発生する。収入の少ない多くの高齢者にとって「高嶺の花」になりかねない。「このままでは老後のために貯めていたお金も底をつき、早くお迎えがきてほしい」という人々も続出し、「金の切れ目が命の切れ目」だった皆保険制度以前の社会を蘇らせるのが「ケアシステム」と言えるだろう。

その結果、今後様々な分野において深刻な問題が噴出することが予測される。社会的には、ますます功利主義（効率主義、競争）社会に陥り、障害者や高齢者が社会の片隅に追いやられる。また財政逼迫の中で医療・福祉予算が削られ、福祉や介護の合理化が進む。さらに所得格差の拡大（六人に一人が貧困）、高齢世帯の貧困化（特に単身高齢者）が進行する。

医療・福祉・介護現場では、療養病床削減のため医療処置の必要な人が介護施設や在宅へ早期から移ることになる。そのため福祉・介護従事者の不足が慢性化（約二七万人不足。特に在宅における生活を支える訪問介護ヘルパーの高齢化が著明で、平均年齢は五五歳、六〇代が二四％、七〇歳以上が一二％とされる――特定ＮＰＯ法人暮らしネット・えん小島美里氏講演集『訪問ヘルパーがいなくなる！――在宅介護の終わりの始まり』二〇二四年七月参照）し、介護施設の閉鎖が急増している。利用者の医療費や介護費用の負担増が生じる。

人々の生活や介護力の点では、全高齢者世帯の内、単身世帯及び夫婦のみの世帯がそれぞれ三割近くを占める。認知症高齢者の約半数が在宅での生活となる（老人保健施設入所一三％、病院入院七％）。独居の認知症高齢者も増え続け、それも影響して一年間の行方不明者が一万九〇〇〇人を越している（二〇二三年）。一人で（夫婦の）老親を看る複数介護者が出現する。老老介護、老障介護（障害者を介護する人の五三％が六〇歳以上）など、各家庭における介護の限界がくる。「介護離職」がさらに増加する（現在、年間一〇万人）。介護施設（デイケア・サービス、ショートステイ、特養ホームなど）におけるマンパワー不足が進む（二〇二六年度、介護職二五万人不足）。

一方シルバー産業においては、高齢者向け事業へ企業（株式会社）が進出する。「人権尊重」より「利益優先」に主眼を置くことによる、職員教育の不徹底、モラルの低下が進む。しかしながら福祉・介護施設の不足や、家庭や公的サービスの介護力低下は、シルバー産業への依存度をより一層高めることになる。

以上のような医療・福祉を取り囲む社会の状況においては、人々の考え方に大きな転換を迫ることになる。人の誕生や人生・老い・死（生老病死）の意味の変更が生じる。世の中を覆いつつある「安楽死」「尊厳死」「平穏死」「自然死」が「理想的な死」と語られる。そして老い、病み、不自由な状態で他人に「迷惑」をかけて生きることが否定される。

厚労省が二〇一八年三月に、「人生の最終段階における医療・ケアの決定プロセスに関するガイドライン」で推奨した「ACP（アドバンス・ケア・プランニング）」がある。一般国民より募集した「人生会議」という別称で呼ばれている。現在国や行政からの奨励により、多くの医療機関（大病院から街中の中小病院・診療所）で実践されている。一八年の診療報酬改定時、ターミナルケア加算の算定用件に位置づけられ拍車がかかっている。

患者本人が元気な頃で意思が明瞭であった時の生活の質や人生観（価値観）を尊重し、治療の内容、特に終末期の治療方針を決定する。当事者（参加が可能な場合）、家族、医師、看護師、その他のコメディカルスタッフが集い、医療やケアの内容について話し合う。一見いいことづくめのACPも、以下のような点について再考する必要がある。

第一に、ACP推進のための「ガイドライン」が出された時代背景について十分認識する必要がある。少子高齢化社会における認知症や障害高齢者増加の中で、社会保障に要する金銭的・人的・物的資源が大幅に増加している。しかしながら、医療・福祉施設や在宅サービスの人員は常に不足している。医療・福祉に要する財源が爆発的に増加する一方、国（厚労省）は有効な処方せんを持ち合わせていない。在院日数を減少させ在宅医療・介護の比重を増やすことで医療費の削減が計られている。

民主党政権下の二〇一二年八月に「社会保障制度改革推進法」が可決成立し、第六条で「個人の尊厳が重んぜられ、患者の意思がより尊重されるよう必要な見直しを行い、特に人生の最終段階を穏やかに過ごすことができる環境を整備する」と成文化された。ＡＣＰは「推進法」の医療現場における具現化とも言えよう。医療の場で推進されるＡＣＰ（一八年四月、日本医師会は啓発用パンフレットを発行。二〇年八月、日本老年医学会もコロナ禍を受けて提言を作成）は、関係者の思いとは裏腹に国の医療費削減のための有効な手立てとなってしまう。

第二に、「人生会議」のやり方如何で医師（医療者）から本人・家族に対し、治療を削減・停止するための手続き（説得）とも受け取られかねない状況も生まれる（難病や重度障害の方の多くが、「社会の役に立てずお世話になるだけで申し訳ない」という後ろめたさを有している）。ＡＣＰにおける方針決定には、医療者——患者・家族という動かすことのできない力関係が大きく左右する。そうならないための民主的方策を、ＡＣＰの前提として考えておく必要がある。

第三に、私たちが日常的に行っている医療行為・処置、そこに辿り着くための過程の全てが社会的意味を持っており、社会に少なからぬ影響を与えている。国がＡＣＰを通じて「いざという時のために、自らの死の在り方をみんなで話し合って決めておく」よう進める政策に、何がしかの懐疑を抱く。二〇一六年七月の相模原「やまゆり園事件」のみならず、新型出生前診断やゲノム編集などの先端医療技術において、現代社会の隅々で「優生思想」が貫かれ強行されている。ＡＣＰも例外ではなく、会話の様々な場面において優生学的な言辞が弄されるであろう。その影響は知らず知らずのうちに、日常的に取り組まれる医療・看護の質（あり方）や世論形成に及び、ひいては「尊厳死法制化」への道が醸成されかねないことを常に戒めにしながら、ＡＣＰに臨むべきではなかろうか。

今後の日本の医療・福祉の動向を考える時、打開策の要としての経済的原理のさらなる導入は確かであり、医療や福祉・介護行為の全てが価格・サービス競争の渦の中へ巻き込まれることは間違いない。そのような医療・福祉に象徴される現代社会の場において、矢面《やおもて》に立つであろう高次脳機能障害の人々がどのような心理的状況に置かれているのか、今後置かれることになるのかは、火を見るより明らかである。その実態は第三章において詳述する。

(4) 競争、合理化、ノルマ化、生産性重視の渦中に置かれる高次脳機能障害

これまでみてきたような効率主義社会の中で、しかも例外であるはずの「社会的共通資本」においてさえ効率主義が貫かれる中で、高次脳機能障害ひいては私たちの存在そのものはいかなる状況に置かれているのか。

高次脳機能障害の代表的な症状の一つが「遂行機能障害」と呼ばれる認知障害である。物事(作業)を目的を持って計画的に最後まで実行する能力とされる。計画を立てるためには正確な長期・短期記憶力を必要とし、最後まで実行するためには集中力・持続力などの注意力が不可欠である。遂行機能は記憶力・注意力を総合的に兼ね合わせた能力と言うこともできる。

遂行機能障害は従来「前頭葉機能障害(症候群)」とも呼ばれ、主に前頭葉背外側部の傷害によって生じる。同部位は外傷性脳損傷(TBI)の際最も損傷を受けやすく(顔面や前頭部の打撲による直撃損傷や後頭部の打撲による対側=対向性損傷を生じやすい部位のため)、伴う障害はTBIの代表的症状でも

ある。また大脳前方に生じたくも膜下出血（前交通動脈動脈瘤破裂など）、同部位の脳内出血の際も同じような障害を呈する。高次脳機能障害の多く（六〜七割）に遂行機能障害が関与する。

遂行機能を評価するための神経心理学的検査の代表としてWisconsin Card Sorting Test（ＷＣＳＴ）がある。日本で多用される慶應版について簡単に解説する。色（赤、緑、黄、青）、数（1〜4）、形（三角、星形、十字、丸）のそれぞれ異なるカードを用意（四×四×四＝六四枚だが、実際には五二枚）。（赤1三角）（緑2星形）（黄3十字）（青4丸）の四枚のカードを並べる。検者は色→形→数→色→形→数の分類カテゴリーを定めるが、被検者には伝えない。被検者は自らの判断で残り四八枚のカードを一枚ずつ順番に、並列した四枚のカードの下方に置くことになるが、検者はそのつど「正しい」か「誤り」かのみ伝える。被検者はそれを聞き、「正しい」と言われるようにカードを置き、「正しい」が六回続いたら検者はカテゴリーを変更する（その結果、被検者にとってこれまで正しかった選択が誤りになる）。何度か置いていているうちに、被検者が検者の変更したカテゴリーに気付くと、また正しく置けるようになる。「正しい」が六回続いたらまた変更と、カードが無くなるまで続ける。

ＷＣＳＴを実際に当事者に行った時、最初から最後まで検者が定めるカテゴリーには辿り着けない人、最初のカテゴリーには何とか辿り着くも、二回目以降はなかなか成功せず、途中で投げ出してしまう人も出てくる。

ＷＣＳＴでの場面を実際の仕事の場面に置き換えると、指導者の丁寧な指導なしに作業に取り掛かった場合、当事者は自らの思い込みで作業を実行することになる。それに気づいた指導者が「このやり方は間違っている」とのみ伝え、正しいやり方を的確に伝えないと、また同じような間違いを繰り返すことになるだろう。当事者は自信を喪失し仕事そのものがいやになり、放棄したり早晩退職することになりかねない。新たな職場に移動したとしても、なかなか本人にとってバラ色の職場はあり得ず、何度も転職をくり返すことになる。これが高次脳機能障害当事者の現実である。

ましてや、一人ひとりにノルマが与えられ互いに競争させ、職場全体あるいは会社の生産性（売り上げ）を高めていく、そのために成績のいい人のみ残すといった合理化を進めるような職場に定着することは不可能である。

ある一例を通して職場環境について考えてみる。Kさん、六〇歳・女性。二〇一四年三月、五〇歳の時、休日の買い物帰りの歩行中、路線バスのバックミラーに接触し転倒、頭部打撲し意識不明となり、救急医療機関へ搬送された。左眼窩の骨折あり、外傷性くも膜下出血、脳挫傷の状態であった。手術を行うことなく治療が施されたが、三日後「たこつぼ型心筋症」（事故や災害など過度のストレスによって心室の収縮に異常が生じ心不全様の症状を呈する）による心原性脳塞栓症のため脳梗塞を生じ、失語症を呈する。

一カ月後にはリハビリ専門病院へ転院し、事故から八カ月後には自宅へ戻るも、聞き取りが困難で話もしづらいため、従来の生命保険会社の管理職への復帰はできなかった。自賠責保険上の等級は第5級にて、「特に軽易な労務以外の労務に服することができない」と認定された（四四頁、表2参照）。

日常的会話が多少可能になったことから、二〇一六年五月より一般事務の仕事に復帰し、一日六時間週五日勤務となった。一回目の復職にあたり、Kさんは元の仕事ができるようになるため必死だった。二〇一九年二月、クリニックを受診し、四月以降、高次脳機能障害に対する認知リハビリを実施。復職後かかえる様々な問題点について、リハビリの場で点検することに努めた。七月には同障害に関する総合的評価法であるＷＡＩＳ（ウェックスラー成人知能検査）－Ⅳを実施。長期記憶・注意力・集中力・持続力の点で優れていたが、短期記憶が極端に低下し、日々の仕事上作業手順や他の職員との意思疎通に支障をきたすであろうことが想定された。

年末になると、娘の出産や義母の介護が重なり本人の心労も増えたため、二〇二〇年に入り休職し長期休暇をとる。二月からの二回目の復職（一日七時間、週五日）にあたり、仕事上の自らの問題と職場への要望について書面化し上司へ提出した。「職場復帰に向けての御相談」と題し、以下三つの「困っていること（不安）と対策（解決策）」を示した。

一つは、「破局反応・固執症・易疲労」により「状況把握を瞬時にできないとパニックになる」とし、「整理する時間と環境があれば、冷静に判断できる」とした。二つ目は、「コミュニケーション能力の低下、短期記憶障害」により「業務中、音や動きのためコミュニケーションが困難。返事や考えをすぐ返せない」とし、「静かな場所へ移り、簡潔にゆっくり話す。筆談でのやりとりをさせてほしい」とした。三つ目に、「精神的不具合」を上げ「疎外感や不安が増大し、いつも失敗してしまう気がする」とし、「不安、不調、不信の原因となるものを把握し明確化した上で、上司に適宜相談する機会を作ってほしい」とした。その結果、仕事中二回ほど二〇～三〇分程度の休憩をしっかりとり、職員との会話の内容をメモすることが可能となりトラブルが減った。それでも仕事上のストレスは尽きず（特に予定外の仕事が入るとパニック）、そのつど乗り切ってきたが、二〇二二年夏には義母が亡くなり、本人のコロナ感染も加わり約四カ月間の休暇をとった。翌年三月末には退職することになり、その後新たな人生へ向けて各種イベントに参加し独自の活動を続けている。

二〇二三年一二月に実施したWCSTでは、一回目の「誤り」でカテゴリーを理解し、二回目以降六回続けて「正しい」が続いた。しかし八回目にカテゴリーが変更された時点より混乱し、何度挑戦しても「正しい」に至らず、三〇回目あたりからは頭が真白になり思考が停止してしまった。仕事中も思うようにいかなかったり突然新たな仕事が加わるとパニックになりやすいことが想定された。

Kさんは短大卒業後二〇歳で大手生命保険会社に就職し、七年余り勤務した後、結婚・出産後退職。一〇年間無職であったが、四〇歳で同じ会社の正社員の採用試験を受け、その後管理職にまで昇りつめた。その矢先の事故であり、二年後一般職員として復帰を果たすも、以前のように実施することは困難であった。仕事上聞き間違えたりパソコン操作がうまくいかず、異常に疲れてしまう。空回りし、徐々に同僚との関係もギクシャクしたものになっていった。

Kさんの仕事人生は順風満帆と言えるものだった。あらゆる仕事を十二分にこなし、同僚や後輩たちを叱咤激励し会社を盛り上げた。会社もKさんの努力に十分報いてくれた。そのような折、Kさんは突然の事故によって自賠責保険上「八割近くの労働能力喪失」と判定される状態になった。

二年後会社は一般職としてKさんを迎え入れてくれたが、会社自身のあり方が変わることはなかった。一般の会社に比べると、保険会社としてKさんのような状態に対して多少なりとも配慮する姿勢はあったかもしれないが、それにも限りがあった。Kさん自身も以前の自らの姿に早く戻るべく踠《もが》いたに違いない。そこには自ずと限界があり破綻寸前であった。

そのような状況の中でKさんを迎え入れた認知リハビリでは、仕事上の難点について、自らが有する問題点と周囲に理解を促し協力してもらわなくてはならない点について丁寧に整理し、本人の自覚を促すべくつとめた。Kさんは自ら文章化し職場に提出して後、二度目の復職を実現させた。職場の反応は早く、上司の指示により一定程度の改善はなされた（Kさんのような個別の相談に乗り、要望を検討してくれる職場は現実には多くない）。

その中で努力し燃焼し尽くしたKさんは、定年を待たずに退職した。それは敗北ではなく、新たな人生を求めてさらに飛び立とうとしているように見える。その証拠に、日本各地で開かれる様々な会に積極的に参加し、自らの体験を伝え多くの人々と交流し、復職時以上に忙しい日々を送っている。

2　人と人との関係の希薄化——孤立度が高まり「無縁社会」へ

（1）人々の関係の変遷を辿る（私が見てきた風景）

互いが競い合う社会においては、人と人は常に成績をめぐって争うことになり、そこに助け合いや支え合いは生まれにくくなる。人間同士の関係は希薄化し、職場に限らず地域社会全体における絆は喪失し、互いの協力によって築き上げられる共同体の崩壊にも繋がりかねない。

人類、特に新人（ホモ・サピエンス）は互いに協力関係を結び、家族や血縁、近隣同士で力を合わせることにより、他の動物や他人種（旧人であるネアンデルタール人やデニソワ人）に対し優位な位置に立つことができた。その手段として用いられたのが言葉であり文字であった。言語を運用できたことで、現生人類は農耕や遊牧（牧畜）を営むに至った。共同作業を行い食事を共にし、集団の祝い事では一緒に唄い踊った。こうして互いの関係は次第に強められていったはずである。困ったときはお互いさまで、物の貸し借り、食事のおかずを提供し、子どもやお年寄りの面倒も日常茶飯であった。人が亡くなると葬儀は地域社会の営みとしてなされた（最近マスメディア上で盛んに宣伝される「家族葬」は、地域社会の絆の喪失の結果とみることもできる）。

私自身が生きてきた七〇年余りの過程において、人々の関係性や地域社会がどのようにかわってきたのか辿ってみたい。私が生を受けたのは一九四九年、長崎市内の郊外の農村地帯であった。父はその前年に農家から空き地を借り〝山口醫院〟を開設していた。敗戦から四年後であり、長崎は被爆からの復興にやっと取りかかった時期でもあった。

幼少期～小中学生の時期に私が見た光景は、まだまだ地域の繋がりが強く、正月は近所の人や家族や学校の先生（父が校医をしていた関係で）、消防団員が年賀の祝いで集った。春は花見、夏はソフトボール大会、秋は日帰り旅行と地域の催しは一年間を通して続いた。〝山口醫院〟に数カ月に一度近隣の男衆が集い、生活や健康、子どもの教育、時にはソフトボールの作戦と、互いに口角泡を飛ばして論じ合った。最後は持参した料理と日本酒で座は盛り上がり、芸を披露する人もおり、子ども心に楽しみな機会であった。

高校時代は「受験戦争」へと巻き込まれたが、卒業間際の大学受験のために長崎から京都への夜行列車の車中、私は貴重な体験をした。同じ寝台列車に乗ったある大学生が私に話しかけてきた。大学に進学しようとしている私に、大学における教育のあり方、大学を取り巻く社会の現状、世界の動向について、懇切丁寧に理路整然と語ってくれた。彼は一九六八年一月佐世保への原子力空母エンタープライズ寄港に反対するため、現地闘争に参加しての帰りであった。一晩限りの縁であったが、これからその荒波に飲み込まれようとする青年への人生の先輩からの貴重なはなむけであった。翌朝終点の京都駅で共に下車した彼は、私が持参した重い受験参考書を銀閣寺近くの下宿まで運んでくれた。

一九七〇年に大学（長崎大学）に入学した私は、十分な時間が保障されている学生の特権を利用し、「探検部」に在籍し全国津々浦々に足跡を残すことを試みた。長崎県内の島々に始まり、奄美諸島、九州・北陸の山間部、東北奥地、沖縄の先島、北海道の知床半島へと活動範囲が広がった。島や半島、山間部の人々は暖かく学生を迎え入れ、共に食事をし語り様々なことを教えてくれた。

一人旅の車中では、夜行列車の四人座席で他人同士対座し一夜を過ごす。最初は互いに無口だが、誰かが弁当を開き「ワンカップ大関」や「トリスウィスキー」をとり出すと対話が始まった。おかずをつつき合い家族の話をしたり、回し飲みしながら人生を語り合う頃には、強い親密感を抱くまでになった。フォークソングやロシア民謡が始まると、他の座席からも歌声が聞こえ歌合戦になった。別れる際は必ず「また手紙のやり取りをしましょう」と住所・氏名を教え合った。

そのような体験は私だけではなかった。作家の関川夏夫《なつお》氏（一九四九年生まれ）と毎日新聞記者の藤原章生《あきお》氏（一九六一年生まれ。二〇二四年六月より毎週「25年後のアフリカ」と題する紀行文を紙上連携）による旅に関する対談が、二〇二四年八月六日付『毎日新聞』に掲載されている。その中で次のような会話が交わされている。

「**関川**　七〇年代。まだ世の中に勢いがあって、勝手にGDP（国内総生産）が膨らんでいく時代でした。金曜の夜に新宿駅を通ると、長野県の松本行きの普通列車が満席です。みんなで歌なんか歌っていた。

藤原　日本は八〇年代以降におかしくなったのかもしれませんね。」

当時の車窓風景として沖縄出身の富村順一氏の『棄民・戦争・天皇』（一九七九年）に、「天皇の戦争責任」を訴えるノボリを持ち新幹線や普通列車を乗り継ぎ全国一周した様子が描かれている。ノボリを見て、多くの学生やサラリーマン、年配者が声をかけ議論となり、つかみ合いのけんかになることもあった。酒盛りとなり民謡を歌い、「今夜は私の家に泊まりなさい」という人まで出てくる。

私の実体験でも、ローカル線にはいつも富村氏や「フーテンの寅さん」のような中年男性がいて、回りの人に討論を挑んでいた。駅の待合室のベンチで夜を明かす時は、どこからともなく一杯機嫌のおっちゃんが近づき、若い学生相手に文化論や芸術論を披露した。知らない者同士が共に時間を過ごし言葉を交わす習慣が七〇年代には実在した。

参考のために、一九七三年三月の北海道・知床半島における「流氷期単独スキー歩行」での出会いの体験を当時の『報告書』より紹介する。

「岩尾別サケ・マス孵化場のおじさん（高木幸義さん）の話」

高木さんは、知床において私が最もお世話になった方の一人であり、知床国立公園内に籍がある五人のうちの一人であり、最も知床を愛しオホーツクを愛し流氷を愛する人の一人であった。戦前カラフトに住み、戦後に北海道に移ってきた人である。私にとって全く未知の土地であるカラフトの話をお聞きすることができた。当時人口五〇万人くらいのカラフトの生活は？

「カラフトの人は皆のんびりしていたよ。金の貸し借りだってサッパリしてた。自分のもの、他人のものという気持ちがなかったからね。北海道に来たら皆せっかちだなと思ったよ」。

「冬は木を切るのが主な仕事だった。零下数十度のなかで切り出したり運んだりするのは死にものぐるいの仕事だったよ。作物はほとんどできないし、魚もそれほど獲れないから、皆よく働いたよ」。

「カラフトには春も秋もなかったね。冬が終わると夏がきて、夏が終わり涼しくなったなと思うとすぐ冬になる。電線がヒューヒュー鳴り出すと、冬が来たしるしだ。その音を聞くと、よけい寒気がしていた。そのうちに、寒さで家の板がミシミシと鳴り出す。雪は粉みたいなものだから、板間から家の中に降りこんでたよ」。

懐かしそうなやさしい目をして話してくれたおじさんだったが、現在の知床の観光化・自然破壊に対しては、きっぱりと言いきった。

「今の北海道の政治をやっている者は、本当に北国の生活を知っているのか。北を治める者は、北で苦労した人でなければいかん」。

北国の厳しい生活を半世紀の間過ごしてきた人の言葉であった。

（三月七日正午、スキーを装着して半島のオホーツク海側ウトロを出発し、三時過ぎ岩尾別に到着。孵化場を訪問すると、高木さん、倉田さん夫妻が宴会の最中であった。私も仲間入りし「知床旅情」などを共に唄う。夕方孵化場近くの雪上に宿泊用簡易テントを張り、倉田さん宅で夕食を御馳走になる。翌朝高木さん宅を訪問しカラフトの話を聞く。八日より一週間かけ、知床岬へ向け流氷上の歩行を試みるも、薄氷と暴風により三五kmの地点で断念する）

「車中での出会い―札幌→函館（すずらん1号）」

札幌から函館までの急行列車の中でのことであった。私の前にグテングテンに飲んだくれたおじさん（釧路の人）が乗っていた。おじさんが聞いた。「こんな重そうな荷物かついでどこまで行った？」。「知床です。知床をスキーで滑って回ったんです」。「お前はプロフェッショナルか？」。「いえ、つい最近始めたばっかりですから」。「そんなら北海道なんかに来るな。スキーができる所は、他にもたくさんあるだろう。北海道に来る奴は、プロフェッショナルでいてほしい。カメラマンでもクライマーでもスキーヤーでも、北海道にはプロが来てほしい。ただ来たいというだけで来るのはやめてほしい。北海道はそういう所だ」。おじさんがプロというのは、そのことに真剣にとり組み、自分の全てをかける、そういう意味である。北海道の自然はそれほどに大きく美しく、それと闘い、それを命がけで守った多くの人々がいるからだ。その自然を相手にしようとする者は、プロでなければならないのである。

「最近の人間は、与えられたことはよくやる。他人がやるようなことは、皆やる。それ以上のことをしようとしない。スキーでも、皆大雪山で滑ったり、ニセコで滑ったりしている。それ以上のことはやろうとしないじゃないか。俺はスキーはできないが、スキーができるんだったら他に滑ろうと思ってる山がいくらでもある。第一、スキーは雪の上だけを滑るものと思っていること自体がおかしいじゃないか。お前が本当にスキーをやろうと思うなら、もっと他の所でやらないか。俺がいくつでも教えてやるぞ。それだけプロ意識をもってほしい」。

この飲んだくれたおじさんに、ウィスキーをつき合わされながら、いろいろと教えられた五時間であった。

（三月一七日ウトロを出発し、標高一六六一mのラウス岳麓《ふもと》の知床峠を越え、翌日、千島列島側のラウスへ到着。一九日より四日間かけ、海岸線沿いに岬へ向け往復四〇kmを踏破。二二日正午、ラウスを発ち、釧路経由でバス・普通列車を乗り継ぎ、翌日早朝札幌に辿り着く。北大探検部員と合流、今回の活動について報告し、夕方には「すずらん1号」に乗り込む。二四日深夜函館にて往路同様「青函連絡船」に乗船し本州へと帰路につく）

一九七〇年代の終わりに医療活動に従事し、大学病院の研修医を出発点として九州・中国地方の様々な医療機関に身を置き、八〇年代の終わりには大阪府内の病院に赴任し、二〇〇一年に自らクリニックを開設するに至った。その間とその後の約四〇年間の過程で何があったのだろうか。

一つは、学生時代体験したような四人座席の夜行列車が姿を消した。大半が二人座席になり、互いに顔を見合わせることもなく、会話も生まれず、話しかける事さえ遠慮するようになった。弁当も一人黙々と食べる。「互いに干渉しないことが旅のエチケット」になるまで時間はかからなかった。

二つ目に、駅の待合室や公園のベンチが波状になったり、金属や木製のバーが設けられた。横になったり長居することを未然に防ぐためだろう（一つのベンチを長い時間占領する人がいる、との苦情があったのかもしれない）。その結果、待合室のベンチは知らない者同士が語り合う場ではなくなった。地方の駅の待合室は夜間閉鎖されるようになり、早朝の電車を待つための休憩室ではなくなった。

二〇二四年五月二五日付『朝日新聞』上の〝耕論〟において、「『排除ベンチ』置かれる街」と題し、三名の専門職の立場から意見が述べられている。三名とも「排除ベンチ」は野宿者＝ホームレスなどへの排除の論理が貫かれており、「元に戻すべき」と主張している。

特に論者の一人東北大学大学院教授（都市建築史家）の五十嵐太郎氏は、別稿「排除ベンチが蝕《むしば》む公共空間――なぜ、意地悪な形状が増えたのか？」（全国保険医団体連合会『月刊保団連』二〇二四年一一月号に掲載）において、以下のように論評されている。歴史的にはアメリカにおいて一九八〇年代、日本においては九〇年代に排除ベンチが存在していた。九六年新宿の地下街で段ボールハウスを撤去した際、先端を斜めにカットした円筒形のオブジェが設置された。あるいは街の至る所に監視カメラが備え付けられた。このような建造物は、「知らないうちに、われわれの心を少し削っている」「物理的にある行為をできないようにすることによって、身体に働きかけている、形が命令している」。

三つ目に、二〇〇〇年代に入いり携帯電話（メール）やスマートフォンなどＩＴ機器が急速に普及した。いつでもどこでも相手に話しかけたり通信できる手段は、爆発的に人々の輪を拡げた。しかし顔を見ながら話すわけではないため、互いの絆が深まることは稀だった。面と向かわなくても通信できる手段として定着し、徐々に人々の精神にまで変化を与えることになった（スマホでないと相手と会話できない人が出てきたのはその一例）。

二〇二〇年〜二二年の三年間は、コロナ感染が人々の生活習慣・考え方に大きな影響を与えた。マスク越しで会話をする関係、できるだけ会話を交わさない関係、仲間同士で集まったり多人数で会合することも自粛の対象となる。「感染予防」という大義名分はありながらも、一つのウィルスによってもたらされた人々の関係性に対する影響は、計り知れないものを今後も残すことになるだろう。

（２）人間関係の希薄化、地域共同体（コミュニティ）の崩壊の現実

現代社会における人々の関係性の欠如を社会保障論の立場から分析したのは、京都大学こころの未来研究センター教授広井良典氏である。広井氏は二〇〇九年出版の『コミュニティを問いなおす――つながり・都市・日本社会の未来』において、現代日本社会の人々の孤立度を分析し、その上で

未来を予測している（拙著『高次脳機能障害――医療現場から社会をみる』岩波書店、二〇一七年、一五八頁、一六二～一六五頁参照）。同書において広井氏は、「人と人との間の孤立度が極限まで高まっているのが現在の日本社会」と結論付け、その立証を試みている。

一方、「現代における貧困は、絶対的な窮乏というよりは、むしろコミュニティ（共同体）からの阻害あるいは排除として立ち現れることが多い」と警告する。その上で、「少子・高齢化」の現代におけるコミュニティの重要性について語り、科学や医学総体にコミュニティの視点に立った包括的ケアの観点を取り入れるべきとしている。

しかし同書が出版された十五年前以降も、さらに子どもたちや高齢者の孤立度が高まっている実態は、その後報道された記事や出版物でも明らかになっている。二〇一五年二月一五日付『沖縄タイムズ』は、「遊び離れに『三間』の喪失――時間、空間、仲間変化」と題する記事を掲載した。「一週間のうちに放課後に友だちと過ごした日が『〇～二日』とした子が四三％に上り、『〇日』の子も一四％いた」との驚異的な調査結果を紹介している。二〇二〇年より本格的に始まった新型コロナ感染は、この数字をさらに上昇させた可能性が高い。

コロナ禍における教育現場の現状に関して、大阪・兵庫の地方議会議員の座談会（二〇二三年一二月三〇日）の様子を紹介した記事がある。小中学校の一斉休校を契機に、生徒全員にタブレットが配られオンライン授業が始まった。学校のプログラムを民間委託（民営化）する風潮が高まる（プール授業を民間のスイミングスクールに委託）など、パンデミック下体制側が一気に動き、本来の教育が空洞化する事態が生まれていることについて警告されている。子どもたちは「放課後」のみならず授業中においてさえも、友だちとの関係づくりを育む機会を奪われようとしている。

一方、内閣府の調査によると、六五歳以上の高齢者で、人と会話する頻度が「毎日」と答えた人は、二〇一八年の九〇％から二三年の七二％に減少し、「二～三日に一回」は五％から一三％、「一週間に一回」は二％から七％に増えている（二四年六月二四日付『朝日新聞』）。

ＮＨＫは二〇一〇年代前半、高齢者の孤立、それに伴う経済的貧困についてスペシャル番組を放送する（二〇一〇年一月三一日「無縁社会――〝無縁死〟三万二千人の衝撃」、一四年九月二八日「老人漂流社会――〝老後破産〟の現実」）と共に、出版物で世に問うた（ＮＨＫスペシャル取材班『無縁社会』一二年、同『老後破産――長寿という悪夢』一五年）。

まずは『無縁社会』。ひとり暮らしの高齢者六〇〇万人。「無縁死」（住所、居所、氏名が知れず、遺体の引き取り手なき死亡者）が年間三万二千人。全国で三五〇人にのぼる高齢者の所在が不明。以上の数値は、高齢者を始めとする多くの人々が、「血縁」（家族・親族とのつながり）、「地縁」（故郷とのつながり）、「社縁」（会社とのつながり）を失った「無縁社会」で日々生活していることを表している。「無縁死」（「孤独死」「孤立死」）は世の中に以下のような様々な現象を引き起こしている。多くが三〇年近く前まではなかった用語（概念）であろう。

「行旅《こうりょ》死亡人」（警察でも自治体でも身元がつかめなかった無縁死を表す法律用語）、「直葬」（通夜も告別式もなく、自宅や入院先の病院から直接遺体を火葬場に運び荼毘《だび》に付す弔い)、「特殊清掃業」(家族に代わって遺品を整理する専門業者)、「無縁死した人の納骨堂、無縁墓地」、「献体」(医学部や歯学部での実習用に、行き倒れや身寄りがない人の死体の提供)、「単身化」(ひとりで暮らす人の増加。二〇三〇年には単身世帯は一般世帯全体の四〇%近くを占める)、「生涯未婚率」(五〇歳の時点で一度も結婚したことのない人の割合。三〇年には、男性三〇%、女性二三%と予測)。

「呼び寄せ高齢者」(子どもからの呼び寄せで都会に移り住んだ高齢者。多くが孤立)、「〝家族がわり〟のNPO」(家族に代わり、亡くなった後の手続きなどを行うNPO。女性会員も多い)、「共同墓」(「永代供養墓」「合葬墓」。血縁のない他人同士が一緒に埋葬される墓)、「働き盛りの〝ひきこもり〟」(会社からのリストラや人間関係に悩んでの退職後の引き籠り。三〇代・四〇代に多い)、「高齢者の所在不明問題」(住民登録され、そこに住んでいるはずの高齢者の所在が不明。一一年二月の厚労省による年金を受給している七五歳以上の高齢者を対象にした調査で、五七二人が既に死亡か所在不明)。

二〇一〇年のこのスペシャル番組放送直後よりインターネット上で三万件以上の書き込みが相次ぐ。意外なことにその多くが三〇代、四〇代のツィッターでのつぶやきだった。就職氷河期世代でもある彼(彼女)らにとって、「未婚、恋人なし、子どもなし、非正規雇用、不況、会社の業績低迷、孤独死、ホームレス、お年寄りの独居」は他人事ではなく、「無縁死予備軍」とも言える存在とされる。中には、「あまり人と会わない生活っていうのも、正直言って、居心地のよさ」があるという二〇代の若者もおり、「誰とも交わらず、誰でもひとりでいきていくことが簡単になった時代」の到来を感じさせるでき事でもあった。

「無縁社会」の現実を追及する同書の最後の章は、その最悪の姿としての「死を選ぶ人たち」の問題を扱っている。同時にそこから抜け出そうとしたり、抜け出すことを手伝う人々の姿を伝えている。そして、「人は決して独りで生きているわけではない」「人は『つながり』の中に自分の存在や役割を感じられて、はじめて生きていける」「大切なことは、必要としてくれる人がいること、そして必要としてくれる場所があること」という、本書のテーマである高次脳機能障害にとっても共通する提言で結ばれている。

次に『老後破産』。「無縁社会」との関連で紹介すると、第一に高齢者の貧困化と深い関係にあるのが「単身化」である。一人暮らしの高齢者が貧困化によってまず切り詰めるのが交際費であり、親族や友人の誘いを断るようになり、次第に誘われることもなくなる。こうしてさらに「つながり」を失い生きがいも失ってしまう。

二つ目の原因として、高齢者の場合同居していた伴侶（夫や妻）と死別することで年金が減り、「老後破産」に陥る人もいる（国民年金の場合、満額でも一人平均六万五千円であり、生活保護費の一三万円と比べ半額である）。高次脳機能障害の人にとっても、父母がいなくなり、あるいは夫や妻がいなくなって単身になれば、同様な運命を迎えることになる。

三つ目に、病気の発症・悪化や身体の不自由も貧困化に結びつく。金銭に余裕がないため医療や介護を受けることを避け、さらに状態が悪化するという悪循環に陥る。従来より疾患（損傷）を患い、障害を有している人はなおさら可能性が高い。

同書の最後には「老後破産」予備軍についても展開されている。本来であればまだ二〇～三〇年先のことであったはずが、四〇代・五〇代の人々に既に「収入がない」「住むところがない」といった厳しい状況が押し寄せている。一部には父母の年金で同居生活（「パラサイト・シングル」）を送っている人もいる。「生きていても仕方がない」という思いに毎日苛《さいな》まれている。

紹介した二冊の著作は、本書のテーマである高次脳機能障害に直接結びつく問題を投げかけている。特に貧困化や住居の問題は同障害者がいずれ体験することになる「親亡き後」において切実な問題となる。第五章3（7）の項で詳しく論じることになる。

（3）高次脳機能障害の人が感じる究極の寂しさ

世の人々の孤立化の中で、より厳しい孤立状態におかれているのが高次脳機能障害の人々である。一つは、同障害の症状としてコミュニケーション能力の低下があり、他者との言語を介した交流が円滑にできないことが起因している。それは同居している家族との関係においても同様である。

第二に、就学・就労といった集団への参加ができていない人が多いことも起因している。ふだん出かける所もなく、自宅に籠りきりになることも多い。一カ月も二カ月も他人と会わない日が続くことにもなりかねない。

幸い働き場所が見つかり、派遣社員（臨時職員）として、中には正社員として働けている人の場合どうだろうか。職場には上司や同僚がおり、互いの協力関係の下作業がなされている。一見孤立とは無縁のように見えてしまう。しかし毎日の外来診療の中で、就労できている当事者で最も多い相談内容は、「職場の人との関係が（うまくいか）ない」ということである。そのつど、「職場をかわっても、あなたが満足できる関係を結べる所は多くない」ことを伝え、何とか留まるようアドバイスしている。

リハビリ終了後就労を実現した二〇名の当事者に対して、十数年前にクリニックで行ったアンケート調査の結果は、外来での相談を彷彿とさせるものであった。就労を継続できている人は九名と半数にも満たず、うち二名は近々退職の予定であった。退職の理由として多いのは「仕事をさせてもらえない」「仕事がない」ということであったが、中には「相手にしてもらえない」という孤立感もあった。人間誰しも何らかの形で社会と繋がりたいと考えている。繋がる手段が絶たれてしまい、「自分は必要とされていない」と感じてしまう彼らの喪失感は想像に難くない。

極度の孤立感を感じながらかろうじて二〇年近く同じ職場での仕事を続けている女性を紹介する。

Sさん、四七歳。中学二年生の時（一九九〇年夏）交通事故に遭い頭部外傷を負う。二カ月後に復学し、高校・大学に進学し卒業するも就職（アルバイト）が長続きせず、二〇〇三年よりクリニックへ通院するようになる。グループによる認知リハビリを受け、二年半後リハビリ終了と同時に、障害者職業センターの援助で総合病院の看護助手としての勤務（常勤）が可能となった。

本人にとって初めての正規の職員であり、不安を感じながらも病院で勤務できることに安心感もあった。就労後も一〇名近くの当事者が参加するクリニックにおける月一回の「就労者の会」へ参加し、普段の仕事ぶり、仕事上の悩み、感想について報告した。

仕事を開始して約一年、本人の口から「仕事を続けるかどうか悩んでいる」との発言が聞かれるようになる。医療機関は看護職員同士や患者さんとの関係において、最も緊密な人間関係を必要とする職場である。物心がついたばかりの頃に事故に遭った彼女の場合、基本的な他者とのコミュニケーションの取り方について戸惑うことが多く、最も難しい職場を選んだのかもしれなかった。「名前を呼んでもらえない」「人事異動で回りが新しい人ばかりになった」「気分の落ち込みが続き精神的に耐えられない」と切実な訴えが続いた。

唯一の慰めは一、二カ月に一回の「就労者の会」における仲間との語らいであった。「仕事をやめたい」と何度も繰り返す彼女に対し、「皆同じ悩みをかかえている」との励ましがあり、かろうじて仕事を続けていた。彼女の正直な受け留めは、「誰も私の本当の悩みを分かってはくれない」と、表面的には笑顔を取り繕《つくろ》っていたとのことである。

二〇一一年秋に一度職場へ退職届を出すも病院側より受理されなかった。職業センターの職員へ相談するも、「あなたにとってこれ以上恵まれた職場はない」と引き留められた。本人は徐々に心を閉ざすようになる。その後も、「他の職員との接し方が分からない」と相変らず人間関係の悩みが続く。彼女には一方で、内心「居場所がある」ことに感謝する気持ちもあった。

二〇一三年夏一人暮らしを始め（それまでは父母が住む実家にて生活していた）、仕事と生活の両立が必要になる。二年後に職場での部署の異動があり、一七年には「一〇年勤続」の表彰を受けるに至った。その二年後また部署替えがあり、二〇年には勤続一五年に到達した。その直後同僚とのいざこざがあり、退職届を再度出すことになる（受理されず）。職場の上司が良かれと思ってSさんの病歴について回りに報告したこともあったが、本人にとってはかえって悲しく感じてしまい、そっとしておいてほしいとの思いが強かった。

翌年末には「就労者の会」が終了し、以降定期的な通院はなくなった。その後も不定期で通院しているが、「やめたい」との発言は減りつつある。長い間同じ悩みを抱えてきたのは、心の底に「悔しさ」があるからではないかと本人は感じている。どうしようもない「虚無感」が彼女を支配してしまっているが、一方でお世話する患者さんたちに「元気をもらっている」とも語っている。

二〇〇五年以来人間関係においてつらい思いをしながら、約二〇年間耐えてきたSさんであるが、おそらく私自身や「会」の場で仲間に伝えられたことは、複雑な思いのほんの一部であろう。しかもその思いは彼女のみならず、現代社会の中で働き続ける多くの人々と共通するものではないだろうか。

A4サイズレポート用紙一〇枚近くに及ぶ、事故以来現在に至るまでの手書きの体験談を、Sさんが私に渡してくれた。その手記は以下の文章で始まっている。数行の中にSさんの働き始めて二〇年間近くの複雑な感情が集約されているように感じられた。

「本日二〇二四年四月二九日（月・祝）、ある総合病院へ働かせてもらって四六八四日行ったことになる。半日の日も一時間で帰った日も含めて、である。一九年目になる。仕事に行った日数を毎日数えることぐらいしか今は楽しみがない。毎日数えていることに対して母親は大変嘆いている」

3　ＩＴやＡＩ（人工知能）の導入

(1) ＩＴやＡＩの導入の実態

二〇〇〇年代以降世の中の主流となった情報化（ＩＴ）社会の到来は、高次脳機能障害の人々にとっていかなる意味を持っているのか。〇六年に出版された『高次脳機能障害のリハビリテーション――社会復帰支援ケーススタディ』において、著者の本田哲三氏（当時、東京都リハビリテーション病院医師）は「はじめに」で以下指摘している。「日常生活を見渡しても携帯電話、エアコンからテレビ、電子レンジ、洗濯機、銀行自動支払機や駅の切符売り場に至るまでデジタル化が浸透している。わが国の産業構造も激変して農・鉱・工業人口が減少する一方、サービス業が増加している。実際、高次脳機能障害者が復帰するにしても大半が対人業務やコンピュータ操作を有する作業である。身体機能が維持されていても、デジタル機器操作や対人関係に必要な言語・記憶・判断能力が障害されている高次脳機能障害者が暮らしにくい生活状況が、わが国に急速に出現している」。

従来は「パソコンの使い方を知っていた方が就職に有利」といった程度であったが、現在は「パソコン操作は仕事に不可欠。仕事の主体がパソコン操作中心になっている」といった具合に変化している。それに合わせて、障害者職業センターや就労支援施設のプログラムの主体がデジタル機器の操作になり、それのみに特化している傾向もみられる。

第四章2(2)の「就労のための準備」の項で詳しく述べるが、高次脳機能障害者にとって就労（社会参加）の最も大きな阻害要因は何かというと、他者とのコミュニケーションがうまくいかないことによる孤立・疎外であり、他者からは「共感性がない」とみられてしまうことである。共同作業は不向きとされるため、リハビリや就労支援の場においては、意思疎通をはかる訓練や協調性を育むための試みが不可欠となる。パソコン操作を黙々と訓練するだけでは、協調性が生まれるどころか、かえって自分の世界に籠ってしまうことになりかねない。

ＩＴ機器に加え、二〇二二年の対話型ＡＩ「チャットＧＰＴ」の公開をはじめとするＡＩ（Artificial Intelligence、人工知能）の導入が現実化してきた。社会の様々な場面でのＡＩの登場は、高次脳機能障害のみならず人々（人間）にとって途方もない影響を及ぼすことになる。

一四～一六世紀のルネサンス期の活版印刷の発明（一四五五年頃グーテンベルク）による情報の流通、一八～一九世紀の産業革命（スティーブンソンの蒸気機関車）による機械化、一九〇〇年代半ばのコンピューター（電子計算機）の登場による情報処理能力の飛躍（一九七〇年代パーソナルコンピューター登場）、一九九〇年代インターネットの普及（スマートフォンの登場）と、科学技術の発展は人類にとって「情報革命」をもたらした。ＡＩの出現は人類史において最大の転換期にあたると予測されている。

今やＡＩは、政治や行政、報道、娯楽（映画、ＴＶ）、会社業務、出版、教育、医療（手術）、介護（ロボット）、軍事（自律型致死兵器システム＝ＬＡＷＳ、生物兵器テロ）と様々な分野で既に応用され、将来益々活用されようとしている。各分野におけるリスクも取り沙汰され、フェイクニュース（偽画像）、著作権侵害、映画俳優による雇用不安の訴え（アメリカ）、小中高校における「思考力、想像力、学習意欲」に対する影響を考慮した文部科学省による指針など、社会問題化しつつある。ＡＩによる脅威を考える時、最も深刻なのは人間性に与える影響ではないだろうか。

（２）哲学者マルクス・ガブリエル氏の警告

最近ＡＩに関しマスメディア上で警告を発している、ドイツの哲学者マルクス・ガブリエル氏の声に耳を傾けよう。二〇二三年七月一七日付『毎日新聞』は、ガブリエル氏に対する取材記事を二面にわたり掲載した。その中で氏は、「テクノロジーを使うことで人間が人間らしさを失う」「物質的、数学的な思考のみを正しいとする〝科学主義〟こそが社会や人間の行動を構造的に解き明かす最善の方法だという考えは歴史上最悪」として、ＡＩなどのデジタルテクノロジーを強く批判している。二四年一月七日付『読売新聞』においては、「デジタル資本主義の到来は人間社会のあり方を考える好機」「ＡＩリスクが及ぶのは人間社会」と語り、ＡＩが人間にもたらす危険性を強調している。

ガブリエル氏の二紙における主張がいかなる思想的背景からもたらされているのかを知るために、『欲望の時代を哲学する』二〇一八年、『欲望の時代を哲学するⅡ——自由と闘争のパラドックスを越えて』二〇年、『欲望の時代を哲学するⅢ——日本社会への問い』二三年（いずれもＮＨＫ出版新書）の三部作を参考にした。同書ではそれぞれ、一八年七月「欲望の時代の哲学」、二〇年二～三月「同２０２０」、二三年八月「同２０２３」として、ＮＨＫＢＳにて放送（二〇年はＥテレ）された内容が再構成されている。三冊とも序章、終章にNHKプロデューサーの丸山俊一氏が丁寧な解説を加えている。三冊をおおまかにまとめてみよう。

第二次世界大戦後の哲学分野では、「自分の人生において、自分が唯一の意義の源」と提唱するジャン・ポール・サルトル（一九〇五〜八〇年、フランス）による「実存主義」が生まれた。一九六〇年代、フランスの人類学者レヴィ・ストロース（一九〇八〜二〇〇九年）を中心に、「様々な要素からできあがった構造が人生に意味を与える」とする「構造主義」に取って代わった。構造の要素としては、家族、育った場所、記憶、そこで経験した言語、文化的価値観がある。六〇年代の終わりには、ベトナム戦争、中国の文化大革命やヨーロッパの学生運動（一九六八年）を経て、新たな哲学の風潮が生まれた（「ポスト構造主義」）。

政治・経済においては、戦後の東西対立の中で新たな世界秩序が現れた。その秩序の一方（アメリカ）は、資本主義と科学的・技術的な「進歩」とされる変化のプロセスが人間の救済をもたらすという物質主義的な概念によって代表される。しかし、物質主義的プロセスからいかにして人生の意味に達するのか。対して共産圏（当初はソ連、その後中国）より、社会を構成するのは科学的・技術的進歩だけではなく人間の進歩という観点が提供された。冷戦における大国同士（資本主義と共産主義）の対立の中で、哲学的には「マルクス主義」（ドイツ）という「歴史を階級闘争の観点から解説」する理論と、「精神分析学」（フランス）という「階級闘争が引き起こした精神的疾患を説明」する二つの理論が体系化された。

一九八〇年代初期、ネオリベラリズム（新自由主義）という経済体系が発展した。この市場原理に課題解決の多くを委ねようとする思考や、株主の利益を優先するアメリカ資本主義に対し、ガブリエル氏は「倫理資本主義」を提唱する（『欲望の時代を哲学するⅢ』において、日本は「極大化を志向する資本主義」であり、「資本主義の可能性を最大限利用することで発展」しているからこそ、「倫理資本主義」の概念の実験の場として適している、と語られている）。行き過ぎた「新自由主義」への批判とともに、「持続可能な経済」を模索する。氏は、必ずしも資本主義がすべて「強欲資本主義」に行き着くとは考えておらず、「環境破壊や経済格差を生み出す元凶はすべて資本主義」とするのは性急とする。資本主義の倫理的側面に目を向けようとしている。

二〇二四年六月、ガブリエル氏による著作『倫理資本主義の時代』が出版された。本書においては、世界各地における戦争の勃発、経済格差、異常気象・自然環境の悪化、ＡＩを始めデジタル技術の浸透など、「先例のない危機の時代」にどう対処するのかが問われている。著者は対処法として「新たな社会契約が必要」とし、革命や体制変革ではなく、企業に対し「善行」と「倫理」を促すことを提案する。過去二〇〇年間に資本主義が成し遂げた価値を認めつつ、なおかつ改革していく方策を「倫理資本主義」という一言にこめている（「はじめに」より）。

倫理資本主義とは「道徳的に正しいことをして利益を得る」ことであり、「道徳的進歩を経済の推進力にも代えていこうとする考え方」である。さらにそれは「エコ・ソーシャル・リベラリズム」と名づけられる、地球の「成長の限界」という条件下、経済を成長させる道筋のための価値観や知恵に包含されている（第1章）。

今や世界（地球）は、戦争やテロ（自由民主主義の危機）、緩和する術を失った気候変動、パンデミック、人類滅亡につながりかねない科学技術の進歩、ＡＩによる雇用危機、インフラ危機、飢餓と貧困など、全ての社会・自然システムの危機を迎えている。しかし全ての責任を資本主義に一本化してしまうのは危険である。それらは互いに複雑に絡み合っている（「入れ子構造の危機」）。資本主義とは近代の経済活動の一側面に過ぎないにもかかわらず、巻き添え被害（「負の外部性」）としての気候変動、核の脅威、ＡＩの台頭をもたらした。一方で、封建主義から人間を解放し、剰余価値生産によって道徳的進歩を遂げてきた。

しかしながら新自由主義は新たな封建体制を生み出した。著者は「倫理資本主義」の提唱によって、植民地主義的・搾取的・収奪的・破壊的・反自然とされる資本主義の欠陥に対し、経済システムを抜本的に改革しなければならないとする風潮に慎重な立場からそれを防ごうとしている（第2章）。

倫理資本主義の目的は、私たちが生態系の一部として共生の方法をもたらす持続可能な解決策を生み出すことである。そのための知恵は「ほどほどの生活」を受け入れ、消費の一部をペースダウンすることを意味する。「脱成長」（斉藤幸平氏）は現実的ではないが、消費のペースを落とすことは、消費者にとって価値を高めることと両立する（第9章）。

「結論」として、「自由民主主義は現実的に実行可能な政治的自己統治のあり方として、理想的ではないもののなかでは最善」とされる。その点で、「民主主義は単なる統治あるいは政府の形態ではなく、異論や意見の多様性、個性、主観、見解の相違には本質的価値があるという思想に基づく価値体系」と述べられている。

一読して、肯《うなず》ける箇所も多い一方、どうしても疑問に感じてしまう部分もある。コロナワクチンの生産を行う国際的医薬品企業のビジネスへの礼賛や、国連による「持続可能な開発目標（ＳＤＧｓ）」への支持などがそうである。私には、ワクチンは遺伝物質を体内に入れる医学的行為に際し、十分な研究と慎重な臨床的検討に基づくことなく全世界の人々に人体実験的に使用されることで、多国籍薬剤企業が膨大な利潤を上げたとしか思えない。また斉藤氏の「ＳＤＧｓは大衆のアヘン」という主張の方に同調してしまう。いずれにしろ、ガブリエル氏のこのたびの問題提起は、私たちにとって大切な宿題であり、真剣に思考していくべき課題であることは確かである。

ガブリエル氏は、自然科学的なものの見方のみが正しいとする「自然主義」を否定する。二〇世紀の米ソが犯した過ちも「自然主義」に由来する。両国による宇宙開発・核開発競争における「価値観」は、科学万能主義という点では同じであった。

テクノロジーが先鋭化しコンピューターが浸透し、人々の意識を規定し社会のルール変更を迫り、人間関係を変え人間の主体性を喪失させている。「ネット交流サービス（ＳＮＳ）による言論のゆがみ、個人データを利用した巨大ＩＴ企業のビジネスモデルの弊害、国家による監視の強化」など、デジタル資本主義は私たちにとって脅威であり、その頂点がＡＩと言える。私たちがこのままの生活様式を続ければ、いずれ終末期的シナリオを迎える。地球環境の破壊はその一つの表れである。

参考までに、地球温暖化防止のための脱炭素に向けて、二〇五〇年には温室効果ガス排出実質ゼロ「カーボンニュートラル（CN）」を目指すと、政府が二〇年一〇月に宣言したことに関連し、二四年二月一二日付『毎日新聞』は一面トップに「デジタル化　電力爆食い」と題し以下報じた。

DX（デジタルトランスフォーメーション）やAIの発展によりDC（デジタルセンター）が増加し、北海道・九州に半導体工場が新設されることも加わり、電力需要が爆増する。その結果全国の電力需要は、二四年度四〇億キロワット時増に対し、三三年度一〇倍の四〇七億キロワット時増と見込まれている。本来の目標（政府宣言）を実現するためには、二二年度の総電力需要八六六五億キロワット時を三三年度八三四五億キロワット時に減少させなくてはならないが、到底難しい状況にある。しかもこれは日本だけの動向ではない。

同じ二〇二四年四月二三日付『毎日新聞』には、「AIが渇望する水」と題し、スペイン南部の干上がった貯水池の写真と共に、以下のような記事が掲載されている。AIを作動させるデータセンターでは計算処理のため多くの熱が発生し、冷却するための水が欠かせない。世界のセンターが消費する電力は二年後二倍になり、日本一国分の消費電力に匹敵し、そのために多くの水を使う。世界のAI利用のために必要な取水量は、二七年に四二～六六億立方メートルとなり、英国の年間取水量の半分にあたる。地球環境破壊は益々進み、ガブリエル氏の警告は現実のものとしてある。

一九八九年のベルリンの壁崩壊、ドイツの再統一、ソ連の崩壊を少年時代に体験した氏は「新実在論」を提唱する。二〇〇一年の同時多発テロ、〇八年の経済危機（リーマンショック）がきっかけとなった。人間のありようには「生存」形式と「生活」形式がある。「社会」とは、単に生存や楽しみの条件を生み出すことではなく、意味のある生活の条件を生み出すことに関わる。社会を統計学や物理学、数学的に考える「社会ダーウィニズム」は誤りである。そうではなく、芸術や食べ物といった楽しみの根底にある精神を生活の支えとして生きることが必要なのである。このような社会を単純化できない複雑な関係性として理解する視座が「新実在論」である。

氏はテクノロジーや科学を否定しているわけではなく、その利用の仕方に反対している。それは、ゲノム解析によってより良い赤ちゃんが生まれるというのが誤っていることや、原子爆弾による災難にみられる。テクノロジーの使い方次第で科学は人類の自滅の道具になってしまうとする。

（3）「科学主義」に関する私たちの体験

ガブリエル氏が警告する「科学主義」に、私たちはこれまで至る所で直面してきたし、現在も直面している。例えば一九九〇年代の「臓器移植法」成立（一九九七年六月）の過程で、九二年二月に提出された「臨時脳死及び臓器移植調査会（脳死臨調）」の最終答申（多数意見）では、以下の三つを「脳死は人の死」とする科学的根拠として提示した。

（1）人の死とは身体の有機的統合性が失われた状態。

（2）脳は体の各部分を統合する働きを持つ。

(3)　脳の機能が止まると体を統合できず生命が維持できない。

その上で、「脳死を人の死とすることに異を唱えるのは情緒的な死の概念へのこだわり」とする論理の下、一気に「脳死体」を臓器摘出するための死体とみなす法制化が推進された。それは脳死状態の方と対面した身内が抱く「体が温かいのは生きている証《あかし》」とする思いを根底から否定することであった。そのような状況を鑑みて「脳死臨調」では異例にも、「脳死を人の死とする社会的合意はない」と主張する少数派意見も併記された。

私は同じ一九九二年、交通事故による頭部外傷後脳死状態となり三九日後に亡くなった九歳・女児、関藤有紀ちゃんの闘病記録を母泰子さんと共に出版し（『有紀ちゃんありがとう――「脳死」を看続けた母と医師の記録』）、人の死とは決して科学的根拠のみで語り尽くすことはできないことを世に問うた。泰子さんは手記の中で、「体が氷のように冷たくなって初めて娘の死を理解できた」と語っている。

一九九九年二月に、法制化後初めての脳死臓器移植（高知赤十字病院）が強行された後も、脳死移植は思うように実行されなかった。そこで二〇〇九年七月改定臓器移植法が成立し、本人の臓器提供の意思が不明でも身内の承諾さえあれば脳死移植が可能とされた（それによって一五歳未満の小児からの移植も可能となる）。二〇二三年一〇月には、一九九七年一〇月に臓器移植法が施行されて以来二六年目にして国内にて脳死下臓器提供者が一〇〇〇名を越えたことが報じられたが、「臓器提供数低調」「先進国でワースト」の声は相変わらずである。

そこでクローズアップされているのが「異種移植」であり、人以外の動物（当面ブタ）の臓器（心臓、腎臓、膵臓などを予定）を人に移植する。その際最も問題となるのが激しい拒絶反応である。それを防止するために、あらかじめ遺伝子改変（ゲノム編集）されたブタ細胞の核を取り出し、核のない受精卵に注入、母ブタの子宮に移植し出産に至る。こうして「製造」された遺伝子改変子ブタを育て、いずれ必要な臓器を取り出し移植用に利用する。

二〇二四年三月半ばに世界で初めて遺伝子改変ブタの腎臓移植手術を受けたアメリカの六二歳・男性が、五月一一日移植後七週目に亡くなったことが報じられた。死亡原因は「移植とは関係ない」とされている。腎不全に対しては人工透析が確立された医療として実施されているにもかかわらず異種移植が選択されたことは、人体実験以外の何ものでもないと断定できよう。

現代の生命科学における最先端の技術を伝えるマスメディア上、掲載された子ブタの写真には強い違和感を持ってしまう。いずれ成長した段階で必要な臓器を取り出し、ブタの短い一生は終わる。「長年食用として扱われており、動物愛護的な問題も少ない」との移植専門家のコメントも掲載されている。しかし、成長した後食用になることとあらかじめ遺伝子組み換えによって移植用のブタを造ることの間には、一〇〇％異なる「自然観」「生命観」が存在する。「移植のためのブタを生産する企業」といった記事、「遺伝子改変ブタの飼育施設」の写真（中国・四川省、クローンオーガン社）を目にするとなおさらである。私たちはここでも新たな「科学主義」に直面している。

私たちの生物に関する一般的な物の見方は、以下の詩で表現される通りの世界であり、決して科学技術を使って種の境を曖昧にし同一化するようなものではない（それが体内の一部の臓器であっても）。

パンダはパンダ／リンゴじゃない
リンゴはリンゴ／ワニじゃない
ワニはワニ／ぼくじゃない
ぼくはぼく／きみじゃない
きみはきみ／ぼくじゃない
ちがっていたから／であえたね

（作家内田麟太郎「ともだち」、二〇一八年五月二〇日付『沖縄タイムス』より）

私たちは今こそ『すばらしい新世界』（一九三二年）著者、オルダス・ハクスリー（一八九四〜一九六三年）の言葉に耳を傾けよう。

「バイオテクノロジーで舗装した道を人道主義的情熱でつき進んでいけば、その道の果てにあるのは人間の満足ではなく、人間の基盤喪失である。肉体の完成の代償は精神の遅滞である。愛着や達成感がもたらす人間らしい喜びや悲しみは、薬物による人工的な快感にとってかわられる。生殖は『創造』となり、家族の絆は失われ、人々は無意味な仕事と無意味な娯楽に時間を費やす。トルストイが『実人生』と呼ぶところのもの——直接的で、鮮明で、大地に根ざした営み——は、完全に操作され、みのりのない、孤立したものにおきかえられていく。ひとことでいえば、それは非人間化である」

（レオン・R・カス著『生命操作は人を幸せにするのか――蝕《むしば》まれる人間の未来』二〇〇五年、一七五～一七六頁）。

二〇二三年八月下旬より福島第一原発の貯水タンクよりALPS（多核種除去）処理水の海洋への放出が始まった。汚染水の放出を支持・推進する国や専門家からは、「処理水のトリチウム（三重水素）の濃度は世界基準の四〇分の一であり科学的に安全」と主張される。国際原子力機関（IAEA）もそれにお墨付きを与えた。しかし全国漁業協同組合連合会（全漁連）は、二〇年以降「海洋放出には断固反対であり、タンクによる陸上保管やモルタル固化による処分を求める」としていた。

果たして漁連の人々の主張を非科学的として一蹴できるのだろうか。廃炉が完了する二〇五一年まで放出が続くとされるトリチウム水については、「海洋放出後確実に濃度は下がっていくのか。かえって食物連鎖の過程で上がっていき、人が魚や貝を食べる時濃縮されているのではないか」「少量のトリチウムでも人体に与える影響は強いのではないか」といった懸念も叫ばれている。

それに対し、国側は「トリチウムを主としたセシウム、ストロンチウムを含む汚染水を海水で薄める」と主張する。かつて水俣の地で、メチル水銀を含む廃水を一九三二年以降水俣湾、五八年以降不知火海に流した理由も、「海で薄めて毒性を無くす」ということだった。私たちは自然のしくみについて全く無知であり、果たして「薄める」ことになるのか、確証を持っているわけではない。事実水俣病に罹患した人の数は約二〇万人と推定されており、放射能汚染水の海洋放出も、沿岸地域はもとより国内さらには海外にまで影響を及ぼす可能性がある。

漁師にとって「魚を捕る」ことは、恵の海より生命を譲り受け、一般家庭の食卓に運び味わってもらうことであり、日々の生業《なりわい》を生きがいとしてきたのである。そこに放射線という異物（毒物）が存在することになれば、彼らの職業人としての誇りは根底から崩れ去ってしまう。「生きることとの根源は食べること」と語る料理研究家の辰巳芳子さん（九九歳）の次のような言葉が紹介されていた。「これだけ原子力発電所を増やして、もし核物質で土壌や海が汚染されたら、食物は形はあっても食べてはいけないものになる」（二〇二四年九月一〇日付『毎日新聞』）。食物を提供する側の漁師の意見と一〇〇％一致している。「汚染水反対」は「科学」とは無縁の魂の叫びなのである。

「科学主義」のなせる技（罪）と考えてしまうのが、二〇二四年三月一六日付『朝日新聞』（夕刊）の一面トップで報じられている「動かなくなった石…住民の執念で罰金刑」の記事である。高知市山間部の「ゴトゴト石」と呼ばれる巨石に関するもので、手で押すとゴトゴトと揺れるが起き上がりこぼしのように戻り、「崖っぷちから落ちそうで落ちない」ことで受験生らも多く訪れていた。九〇〇人の地元住民も大切にし、毎年しめ縄を巻き脇に祠《ほこら》を設け、地域の宝として大切にしてきた。

二〇二二年一一月、石の存在をＳＮＳの動画で知った関東の大学生六人が、現地へ向かい二日間にわたり、ノミやハンマー、ジャッキを使い石を落とそうと試み、逆に動かなくしてしまった。住民は怒り署名を集めて告訴し、裁判の結果罰金刑が下された。住民にとっては金銭で済む話ではなく、地域に住む一人ひとりの心の拠り所であったに違いない石が、都会の若者たちにより工具を使って動かないようにされたことには、心をノミで突き刺されたような痛みを感じたのではないだろうか。一地方の「小さな」出来事の中に、「科学主義」によって失われた大切なものを感じとってしまう。

4　解決の糸口とは

本章においてみてきたように、「生産性重視、効率化」の社会が、それについていけない人々を社会の隅に追いやり貧困化させ、その結果孤立化し生きがいを失わせることが明らかとなった。その道筋を打開する方策は何かといえば、冒頭で宿題として残しておいた斎藤幸平著『「人新生」の資本論』で展開されている「第1〜第5の柱」である。

第一に、人々が必要とするもののみを生産するように社会的な計画が立てられ、従来の大量生産・大量消費から脱却する。

第二に、必要なもののみ生産することになれば、自ずと一人ひとりの労働時間は短縮される。その分ストレスが減り、余暇としての自由時間が増え日常生活の質が向上する。過度な生産をしないことでエネルギー消費も低下させ、自然環境にとってもプラスになる。

第三に、労働の内容として、徹底したマニュアル化の下で、単調・画一的労働を強いる分業（オートメーション化）を廃止し、魅力的・創造的な労働をめざす。多種多様な労働の中で、個々人が自己実現を成し遂げる。労働そのものに生きがいを感じ、能力を開花させる機会になる。このことは高次脳機能障害の人々の職探しの際も、極めて大切で不可欠な要素である。

第四に、生産過程を民主化（生産における意思決定権を労働者に委ねる）することで、その結果として経済活動を減速させる。ここで重要な問題提起として、現在は一部の専門家や（製薬）企業が牛耳っている知的財産権が、本来は社会全体が共通に有するべき「コモン」（共有財産）であることについて触れている。その一つとして「生命特許」なるものがある。

関連して以下紹介する。二〇〇一年九月～翌年三月に慶應大学経済学部にて開講された「対論・現代思想」において、「近代化とアジア」（朝鮮問題）、「民族と文化」（沖縄）、「都市と市民」（阪神・淡路大震災）、「政治と市民」（議会制民主主義）の各テーマ別に話題提供者と小田実氏（作家、一九三二～二〇〇七年）との対談が行われた。私は対談者の三人目として「生命と倫理」（脳死・臓器移植）を担当した（〇一年一一月）。

私の話を聴講していた学生より、遺伝子（ＤＮＡ）が「もの」として所有権の対象になっていることについて疑問の観点より質問があった。私はそれに対し、「発見された遺伝子や、遺伝子組み換えによって作られた作物・動物・人間の組織が企業の特許になっています。私たちの体の一部を、会社が権利として所有しているということなのです。私たちが何か治療的な行為を受けようと思ったら、『どこどこの会社の許可が必要です』という話がでてくることになりかねません。結局特許権を持っている企業の論理で世の中が動いており、これを止めるのは難しいのが現状です」と答えた。

二週後の小田氏の講義「先端医療と生命倫理」において、「生命科学に関するものは特許をとらない」ことを国際的にも呼びかけるべき、との提案が行われた。半年間の対論の最後に改めて「生命科学と特許」についてシンポジウムが持たれた。私はその場で以下のように述べた。

「生命科学に関する本格的な競争が『特許獲得競争』なんです。国・企業・研究者が、発明・発見によって権益を獲得する手段が『特許』だということです。

現在の特許の動向については三つのことが言えます。第一に本来特許の対象は『物』でした。ある段階から『微生物』がその対象に入り、現在は『生物』も入っています。第二に今までは『つくったもの』、生物といえども人間が遺伝子組み換えをして『つくったもの』が特許の対象でしたが、現在は『自然界のなかにいる生物』も特許の対象になります。その遺伝子やDNAを解明すれば特許をとれるのです。第三に『人間』にも特許がとれるようになりました。人間の遺伝子やDNAを解明すると特許の対象になります。いずれは『人間』そのものが特許になり得る状況も生まれてきております。

そういう状況に対して、私たちはどう考えるべきか。ひとつは、特許の取得者に『知的財産権』、情報が『独占』されてしまう。私たち一般にはその情報が入らない。私たちはバイオテクノロジーに関して考えるきっかけを失う。いま断片的に報道されていますけれど、あれはほんの一部です。私たちはバイオテクノロジーの本当の姿を知らないでいる、知らされないでいるのが実情です。これが特許獲得競争の実態だと思う。特許を獲得するためには、他人に『私はこんなことやっています』なんて言えませんから、それをできるだけ隠そうとする。

次に、特許そのものが『営利活動』の目的になっている。特許をとればとるほど、湯水のごとくおカネが生まれてくる。生命体までもが特許の対象になると、今後私たちの住む地球環境、あるいは私たちの体そのもの、精神的なものにどれほどの影響をもたらすか、慎重に考えなくてはなりません」。

改めて小田氏より、「生命科学に関する特許を認めないという法律をつくれ、というのが私の主張であり、これが『市民立法』です。日本が率先して生命科学に関して特許を認めない、と法制度化することを提案したい。一国でも経済大国が法律をつくれば、国連に持ち出すこともできるだろう」との発言がなされた。それを受けて、慶應大学経済学部教官二名（飯田裕康氏、高草木光一氏）、小田氏、私及び学生を交えた「生命倫理に関する共同研究プロジェクト」が発足し、法律家も加えて特許に関連した取り組みが開始された（飯田・高草木編『ここで跳べ——対論　現代思想』二〇〇三年参照）。

以上、「生命特許」について紙面を割いたのは、斎藤氏が指摘する第四の柱中の知的財産権を一部の人々が独占してしまった時、地球温暖化はおろか、とてつもない災難が人類に押し寄せることについて触れたかったからである。小田実氏も前著の結びにおいて、「二十一世紀は、人類が核戦争で滅びるか、生命操作で滅びるか、という時代になるでしょう。『生命科学に関しては特許を認めない』という原則だけでも立てられれば、そこから人類の危機を回避する手立ても見つけられるかもしれない」とまとめておられる。

ＣＯＶＩＤ－19のパンデミック以降、予防のためのワクチンとして二〇二一年初旬よりｍＲＮＡが全世界で使用された。それから三年経た二四年末より六五歳以上に対し、新しいタイプのレプリコンを含めたワクチンの接種が推奨されている。しかし、特にレプリコンについては特許の壁もあり一般の人々が詳細を知ることは難しく、安全性について不安視されているのが現実である。

「生命特許」「生命操作」は本書との関連で、その根底に優性思想がある。そこには常に「より優秀な生命を産み出す」という目的があり、必然的に病や障害を遠ざけることになる。すなわち、高次脳機能障害とは対極にあると言わざるを得ない。

第五の柱として、近年主力になりつつあるＩＴやＡＩではなく、人が体を動かすことで成り立つ「労働集約型産業」（エッセンシャル・ワーク）、すなわちケア（介護）労働や保育士、教師などを重視しようということである。

高次脳機能障害の人々が、競争社会に叩き込まれ、孤立化し、生きがいを失い、生きる気力を無くしてしまう現実は、現在の社会のありようをそのまま写し出している。現代社会の姿は資本主義という経済基盤からもたらされていることも事実である。それは同時に「地球温暖化」という人類の危機も引き起こしている。結局、資本主義にメスを入れないかぎり、地球温暖化の防止も同障害者にとってのよりよい社会もこないというのが本章の結論である。

「第1〜第5の柱」を高次脳機能障害に関してどのように実現していくのか。それを考えるのが本書の課題であり、来たるべき「高次脳機能障害支援法」の制定に向けた提言内容となる。具体的提案については第五章において考察する。

第三章

高次脳機能障害当事者の置かれた特殊な心理的状況

高次脳機能障害に対して「支援法」が必要な理由としては、これまで述べてきたように、発症の原因が何らかの社会的誘因からきているという点と、その症状が社会のありように左右されるという点にある。もう一つ忘れてはならないのは、上記の二点によって当事者が、かなり特殊な精神的・心理的状態に置かれていることであろう。

障害一般に共通するとはいえ、とりわけ高次脳機能障害に特有な精神状態が、診療現場における日常生活や社会復帰のためのリハビリの過程で大きな壁となる。社会復帰を実現して後の対人関係においても、良好な関係を構築しにくく孤立してしまう原因にもなりやすい。ここでは、その特殊な状況について列記しておきたい。

1　「社会的被害者」としての自分から抜け出せない

高次脳機能障害による精神症状として現れやすいのは、「易怒性（怒りっぽい）」「脱抑制」などの陽性的症状に加え、「無気力（アパシー）」「易疲労（疲れやすい）」などの陰性的症状である。一人が両方を有していることもあれば、片方だけを有していることもある。回りからは、落ち着きがなくイライラしており、怒りっぽいかと思えば、一方ではやる気がなく自ら行動しようとせず、やっと行動を開始しても疲れてしまい長続きしないなど、あたかも前々からそのような傾向があった、同様な性格であったように誤解されやすい。

精神症状はそればかりではない。特に交通事故や暴力事件の被害者の場合、「なぜ自分だけがこのような目に」といった後悔の念、相手に対する憎しみ、さらに特有な心的外傷後ストレス障害（PTSD）に苛《さいな》まれることもある。

まず後悔の念。人間誰しも思わぬ被害（災）を被《こうむ》ると、「もうちょっと時間がずれていれば」「あの道を通ってなければ」と、いつまでも悔やみ続ける。「後悔先に立たず」の言葉通り、気持ちを入れ替えられればいいのだが、高次脳機能障害の症状の一つとして「固執」（こだわり）があるため、余計に抜けられない。考え出すと、他のことが何も手につかない状態になる。

加えて相手への強い怨念がいつまでも付き纏《まと》う。何の落ち度もない自分がこれほど苦しんでいるのに、事故や暴力の相手（加害者）はふつうに暮らしている（相手が刑事罰に処せられてもその詳細は伝わらず、被害者は「蚊帳《かや》の外」である）ことがどうしても許せない。自分と同じ苦しみを相手にも与えたいとの一心から抜け出せない。明けても暮れてもそのことで頭がいっぱいである。

そのような心境で医療機関を訪れても、医師の慰めや説得、励まし、アドバイスの何もかもが頭の周りを素通りしてしまう。ましてや認知リハビリを勧めても、「何で被害を負った自分がそんな苦労をしなくてはならないんですか」と反発されるだけである。リハビリの最も大きな阻害要因となる。

全ての人ではないが、事故（災害）の状況、暴力の内容・程度によって、深刻なＰＴＳＤの症状が加わることがある。ＰＴＳＤについてはいまだ十分な統一見解が得られているわけではなく、専門家により様々な解釈がなされている。前著『見えない脳損傷　ＭＴＢＩ』（二〇二〇年、岩波ブックレット）において解説した内容に沿って説明する。

軽度外傷性脳損傷（ＭＴＢＩ）についての詳細は第五章の４(２)に譲るが、画像上の異常所見がないにもかかわらず、やる気をなくしたり、人と会うことを避けるようになる状態について「ＰＴＳＤ」と診断されることがあった。また、阪神・淡路大震災やＪＲ宝塚線脱線事故など大災害のたびに、精神面で被害を受けた人々について「ＰＴＳＤ」とする用語が必ず取り沙汰された。

高次脳機能障害にみられるＰＴＳＤについて、事故後長い期間意識障害が続いた重度の方よりも、意識障害が比較的短いあるいは「無い」と見なされている状態（ＭＴＢＩの概念として扱われる場合がある）に多い印象である。重度の場合、記憶障害が著明なため、事故前後の状況を全く覚えていないという人も多い（それがかえって救いになっている場合もある）。

ＰＴＳＤについて解説すると、原因として重大な交通事故や暴力行為など、本人にとって「死に直面」「危うく死ぬ」あるいは「重傷を負う被害」「性的暴力・暴行」（アメリカ精神医学会ＤＳＭ－5、二〇一三年五月）にあたるような恐怖体験に起因しているとされる。しかし、トラウマ体験によるショックの度合は人それぞれであり個人差がある。軽はずみに「ＰＴＳＤ」と診断することは慎まなければならない。

精神科医である野田正彰氏は、安易に「ＰＴＳＤ」と診断する病名の使用に警告を発し、「病気」として薬物療法を行うことを強く戒めている。野田氏によれば、ＰＴＳＤは一九七〇年代のベトナム戦争帰還兵の精神症状に対し、米国の精神科医のロバート・リフトン氏（ナチスによる障害者・児、ユダヤ人などに対する大量虐殺が医師や看護師の協力なくしてはあり得なかったとして、「medicalized killing（医療の名による殺人）」と呼んだ人物）によって提唱された。

病態としては、あくまでも仮説であるが、事故（事件）に遭った体験が大脳辺縁系（扁桃核）に「情動記憶」として固定される。本来防衛的な意味を持つ（身を守る目的での咄嗟の判断や行動のための）「記憶」も、ややもすればパニックとして現れることもある。本来ならば、大脳皮質（前頭前皮質）に備わる「陳述記憶」が合理的（意図的）に解釈し処理してくれる。しかし、「情動記憶」が優勢を保つ間は無効となり、本人にとっては恐怖感がありありと浮かんでくる（西川隆「外傷後ストレス障害」日本医師会雑誌、二〇〇四年六月参照）。

症状としては、まず恐怖体験を伴う感情が浮かび上がる（再体験）。次に恐怖感から回避するための行動をとってしまう。そのような状態が続くと感情が高ぶり、入眠困難や易刺激性といった過覚醒の状態となる。以上の症状が外傷から一カ月以上経過して後発症し、持続期間は発症後一カ月以上とされている（黒木宣夫他「PTSD」日本医師会雑誌、二〇一三年一〇月参照）。

クリニックへ二〇〇五年以来二〇年間近く通い続けている、五四歳のトランスジェンダー（二〇二三年、WHOの国際疾病分類で「性同一性障害」を「性別不合」に改める）のトランス女性Mさんがいる。Mさんは三四歳の時、自ら運転していた車とパトカーとが衝突し怪我を負った。その際相手方の警察官に、「事故原因はお前にある」と一方的に非難された（トランスジェンダーに対する無理解も加わり、乱暴な言葉を吐かれたことが推測される）。

以来その時の警察官の怒声、態度が蘇《よみがえ》り、一時も頭から離れない。高次脳機能障害（前頭葉症状）も加わり、合理的に考える（警察官は役職柄、自分たちの立場を守るために一方的に強い口調で主張した）ことができなかった。Mさんには「PTSD」とも解釈できる症状が長年続き、他人への恐怖や不信感を引き起こし、自宅に籠る生活が長期間続いている。唯一の外出が、二カ月に一度友人を伴ってのクリニックへの通院のみという状況である。

以上の後悔、恨み、PTSDが複雑にからみ、「なぜ自分だけがこんな目に」とする被害感情からどうしても抜け出せない状態が、事故（事件）一カ月後あたりから始まり、長い場合数年間も続くことになる。その間主には急性期医療機関、リハビリ施設、そして地域の診療所（クリニック）の職員

（医師、療法士、臨床心理士Clinical Phsycologist＝ＣＰ）が係わることになる。絡《から》んだ糸を一本一本解《ほぐ》すような丁寧な作業が必要である。ＣＰによる定期的なカウンセリングを実施し、本人の気持ちを言葉に出し、整理し、記録し、克服していく道を探る試みが必要になるかもしれない。社会復帰へ向けて認知リハビリを実現化していくことが当面の課題となる。

2　二次的反応として生じる心理学上の変化

高次脳機能障害において特徴的なのは、発症後六カ月〜一年経過する過程で生じる心理学上の変化（精神心理学的変化、心因反応）である。これは家庭（社会）での生活が思うようにいかず、人間関係も前のようにスムーズにいかないことによって生じる自らに対する自信の喪失に加え、他人（家族も含め）が理解してくれないことに対する不信感から形成されていく。従って同障害に伴って必然的に生じる二次的精神症状としての心因反応を極力防ぎ、軽減させることが極めて重要になる。

従来、当事者は勉学上も友人との関係においてもあるいは仕事面でも、特に困った経験はなく、何とか一日一日を滞《とどこお》りなく過ごしてきた。何か失敗があっても、後でそのことに気がつき修正することで大事に至らず済ませてきた。自らの能力についてそれほど疑問を持つことはなかった。それが、一時の発症や受傷を契機に、天と地ほどの違いを生じてしまう。これまで特に努力せずできていた日常生活や仕事上の課題に対し、歯が立たなくなった本人の思いとはいかほどのものであろう。回りからはなかなか見えにくい（気づきにくい）。

心因反応は比較的軽度の高次脳機能障害の人に、より深刻化する傾向にある。過去の記憶が保持できているため、発症前の自分をよく覚えているのが理由の一つである。あるいは、どの程度自分ができていないのか自覚できる（病識がある）ため、発症前との落差を強く感じてしまう。

詳しくは後述するが、自信喪失や不信感といった心因反応を防ぎ軽減する方策はないのか。高次脳機能障害を少しでも改善させることが一番である。しかしそれは容易なことではない。

そこでハンディを補うための代償行動を身につける必要がある。以前だと数分〜数時間前の記憶を頼りに実行することが可能であったが、それを忘れないよう事前にメモしておき、メモを見た上で実行するよう習慣づける。メモをとることが当たり前になり不自然ではなくなる。メモをとる自分に対し劣等感（自己嫌悪）を感じることは無くなるだろう。こうして「自信の喪失」は少しずつ取り払われていく。

他者との関係においては、何よりも回りの高次脳機能障害に対する理解が必要になる。一見「トロい」「物分かりが悪い」「何度も同じ質問をする」「説明が要領を得ず長ったらしい」「同じミスをくり返す」人の中には同障害が原因であることも多く、理解があればそれは許容範囲となる。理解してくれる人には当事者も心を許し、悩みを打ち明け、相談できるようになるかもしれない。そのような一つひとつの積み重ねが、本人から「他者への不信感」を取り去ってくれるだろう。心因反応の克服には回りの理解が不可欠なのである。

3 「社会に受け入れてもらえない」「役割を与えてもらえない」

涙ぐましい努力でやっと社会復帰できた当事者にとって、次に直面するのが強烈な孤独（立）感である。一つは「仲間に入れてもらえない」ことによる孤立感。コミュニケーション技術の稚拙さから、他者とどのように人間関係を結んだらよいのか分からず、容易には関係をつくりにくい。回りも「変わった人」「何を考えているのかわからない人」と受け止めてしまい、近づこうとしない。自然互いの距離は離れ、本人だけが隅に追いやられることになりかねない。

二つ目は「役割を持たせてもらえない」ことで、本人の職場における存在価値は無いに等しくなってしまう。働いている職場で「役割がない」ことの自己喪失感は想像に難くない。仕事と言っても、常に命じられるのは「小間使い」的な用事であったり、その場しのぎの単純な作業であったり、時間を費やすだけの労働になりかねない。本人にとって疲れだけが蓄積し、「仕事が済んだ（できた）」との達成感はこれっぽっちも生まれない。

仲間でもいれば、一日の仕事が終わった後居酒屋にでも共に立ち寄り、肴《さかな》をつつきながらビールで喉の乾きを潤《うるお》すこともできる。互いに胸に詰まった不満を吐き出し、店の主人（マスター）に愚痴ることもできる。しかし現実には、街角のレストランの自動販売機で注文のボタンを押し、金銭を支払いチケットを受け取り、自動的に運ばれてくる食事に黙々と箸をつける。食べ終わったらそそくさと帰路につく。多くの当事者がそのような生活を繰り返しているように思えてならない。

私たちが人生において「生きていてよかった」と感じる充実感を味わうことができるのは、自らの存在が社会の中で何らかの「役割を果たしている、役に立っている」と感じる時であり、そのような評価が友人や上司・同僚から伝わった時である。人はそのために日々努力し、朝の眠気を振り払って起き、満員の電車やバスに乗って出勤し、無理な仕事もかろうじてこなし、時には残業があっても我慢する。全ては自らの居場所を求め、自らの存在価値を高めるための涙ぐましい努力である。最初からその「存在価値」なるものが無視された状態で働かなくてはならない（過ごさなくてはならない）無力感を、多くの高次脳機能障害者は日々感じながら過ごしている。

4　益々強まる孤立感から絶望の極地へ

以上のような状況が半年、一年続いていくと、人間誰しも尋常な精神状態ではいられなくなる。本人にとっては、回りが全て敵に見えてしまい、誰にも気を許さなくなってしまう。これまで親しかった友人とも自然疎遠になってしまう。かつての知人は順調に人生を歩んでいる。会社でも昇格したとの噂が耳に入る。結婚して新たな家庭をつくり、子どもを授かった仲間もいる。自分だけが取り残されたような気になるのは仕方のないことである。

本来であれば家族が最も良き理解者、相談相手になってくれるはずであるが、家族特有の難しさがある。家族は発症（受傷）前の本人を良く知っており、いつか必ず元に戻ってくれるはずとの強い願望を持つ。「変わり果てた」姿をどうしても受け入れられず、かえってつらく当たってしまうことがある（認知症の親に対し、息子・娘がつらく当たる傾向があるのと同様な心理状態）。その点において、問題の解決を家族に求めるのは必ずしも良策とは言えない。もし家族に求めるとしても、そのためには十分な社会的サービスが整っていることが必要条件である。

脳内出血後遺症にて通院中の五七歳・男性Iさん。大手の会社に三〇年間勤めあげた矢先の二〇一九年二月、五二歳の時、小脳出血を生じた。出血後の水頭症のため重度の高次脳機能障害となり、同年春には自宅へ戻るも復職がかなわぬまま、二二年夏より二三年夏まで「大阪府立障がい者自立センター」へ入所し、その後再度在宅生活へ復帰した。

それからが大変だった。翌年初めより娘の大学受験が始まるため、落ち着かない日々であった。家計を支えるため妻は昼間は出勤（専門学校非常勤講師）していたが、夜間の本人のトイレ介助が頻回に必要となった。妻と娘が協力して行うも、本人が一人でオムツ内のパットごとトイレへ流そうとする時もあった（そのたびにトイレが詰まる）。一カ月に数日間でも預かってくれるショートステイを探すも、多くの施設から断られた。「時々面倒をみてくれるサービスがあれば、本人が少々粗相《そそう》をしても優しく接してあげられるのですが、どこにも頼れない状態では私たちも限界です。来年は息子の高校受験も始まり、いつか家庭生活自身が破綻しそうです」と、妻はクリニックでの診察時に訴える。本人は困惑した眼差しで黙って聞いている。本人以上に家族が絶望してしまうこともある。

その絶望の淵から這い出る方法もなかなか思いつかない。思いついてもいざ実行するとなると困難を極める。本人は踠《もが》き苦しみ、どこかに助けを求めたい。助けてくれなくても悩みを聞いてくれるだけでもいいと思っても、なかなかそのような場も見つからない。まず本人が相談先として選ぶのは医療関係者だが、現在、高次脳機能障害を受け入れてくれる医療機関は数えるほどである。福祉施設としての作業所（事業所）に関しても、同障害に特化した施設は数少ない。当事者同士の会も身近には存在しないことが多い。結局本人たちは誰にも相談できず訴える場もなく、自然自らに閉じ籠り自分だけの世界をつくって、テレビやパソコン相手に暮らしているのが、同障害をかかえる多くの人々の生き様ではないだろうか。

全国で高次脳機能障害当事者が五〇～六〇万人とされる（正確な統計調査さえ実施されていない）ことから、人口一〇万人に対し四六〇名程度存在することになる。クリニックを開設する高槻市（人口約三五万人）のような中規模の都市であれば一六〇〇名余りの同障害者が暮らしていることになる。これほど多くの人々（多くは二〇～五〇代の働き盛り）が、絶望の極地で呻吟していることを考えると、少しでも早く何らかの手を差し伸べるのが、「先進国ニッポン」の本来の姿ではないだろうか。

5　年齢や立場によって異なる苦悩

クリニックにおいては、二〇〇一年一月より（私が高次脳機能障害の診療を始めたのは一九九九年七月）

現在に至る二四年近くの間、多くの当事者・家族の苦悩を聞いてきた。その数約一四〇〇名である。当事者は北海道~沖縄に分布するが、大阪府内が六割の八五〇名、高槻市のみでは一〇〇名ほどになる（高槻市内の当事者の約六%）。

当然ながら年齢や立場（児童、学生、成人、就労の有無）、環境（一人暮らし、家庭、職場）により、本人や家族の苦悩の内容や程度は変わってくる。高次脳機能障害を生じた原因（受傷や疾病）によっても違ってくるし、使える社会的資源により異なることもある。一人ひとりの事情や立場により、それぞれの苦悩があることになる。クリニックにおける、これまでの当事者の内わけを大方紹介する（**表3**参照。ただし二〇一九年末の統計）。

年齢別にみると、二〇~六〇歳までの働き盛りが七四%を占める。当然一番の悩みは就労問題であるが、若い人の中には家族からの独立や結婚願望もある。八%を占める一〇代の場合、小児期や青年期特有の問題があり（特に家族の苦悩）、第五章の3(5)で詳述する。六〇代以上は一五%だが、介護保険を含む社会サービスの利用、認知症との鑑別など多彩な問題を抱えている。

男女別では、ほぼ三:一の比率であるが、特に外傷は男性に多い。結婚している女性の場合、主婦としてあるいは母親としての役割を果たせないことに対する苦悩を抱えることになる。

次に原因別では、五八%が脳外傷である。その大部分が交通事故に起因している。前述したような相手方への恨みに加え、自賠責保険や任意保険など自動車保険上の賠償交渉の過程で思うように進まず、さらに精神状態を悪化させる。詳細は、次章の2(1)⑤にて解説する。

表３　クリニックにおける高次脳機能障害の実績

（1999年７月～2019年12月）

①年齢別・性別

歳	男	%	女	%	計	%
0～9	17	1.4	10	0.8	27	2.2
10～19	75	6.0	28	2.2	103	8.3
20～29	169	13.6	62	5.0	231	18.5
30～39	192	15.4	66	5.3	258	20.7
40～49	168	13.5	57	4.6	225	18.0
50～59	167	13.4	46	3.7	213	17.1
60～69	91	7.3	31	2.5	122	9.8
70～	39	3.1	29	2.3	68	5.5
（計）	918	73.6	329	26.4	1247	

②原因別

原　因	受診者	%	原　因	受診者	%
頭部外傷	581	46.6	脳腫瘍	40	3.2
軽度外傷性脳損傷	137	11.0	脳膿瘍	3	0.2
くも膜下出血	87	7.0	未破裂脳動脈瘤／その他の予防手術	18 2（バイパス） 3（AVM）	1.8
脳内出血	117	9.4	注意欠陥・多動性障害（ADHD）	6 4（アスペルガー）	0.8
脳梗塞	90	7.2	もやもや病	14	1.1
低酸素（血糖）脳症	57	4.6	低髄液圧・その他	38	3.0
脳炎・髄膜炎	50	4.0	（計）	1247	

二四％が脳卒中（脳血管障害）によるものである。脳卒中では病巣が限局している場合が多く、出現する症状は「巣症状」とされ、手足の麻痺や失語症、視野障害などがこれにあたる。しかし、くも膜下出血（特に前交通動脈動脈瘤の破裂による）や脳内出血後の水頭症が合併する場合、高次脳機能障害の併発が多くみられる。発症年齢が五〇～六〇代ということもあり、職場では責任ある立場、家庭においては経済的要になっている場合も多く、生活の問題がふりかかってくる。

交通（労災）事故後のように一定の生活保障が得られることもある場合と違い、当面の経済生活をどうしていくかが、本人にも家族にも深刻な問題として問われる。その点は、低酸素脳症や脳炎など「持病」とされる疾患においても同様である。自らの治療やリハビリと同時に、そのための費用や生活費、住居費（ローン）などの工面が本人・家族の苦悩をさらに追い詰めることになりかねない。

6　泥沼から抜け出す方策とは

高次脳機能障害ゆえの特殊な状況において、以上1～5で紹介した様々な精神的苦悩が存在する。ややもすれば同障害以上に本人の苦痛を高め、その後の人生を左右することになりかねない。何とか抜け出す方法はないものだろうか。

まず後悔や恨み、ＰＴＳＤといった被害者特有の精神症状については、十分に経験を積んだ専門家による二週に一回程度のカウンセリングが必要になる。丁寧に本人の言い分を聞き（それだけでもかなり精神的に楽になる)、また次の機会を設定する。本人はそれによって「一人ではない」ことを確信し、心の整理を実践することになる。自らの気持ちを日記や手記として残すことも有効になる。時期を待って専門家の方より、次のステップへの意向を促す(必要により、認知リハビリや就労訓練)。

受傷より二年間ほど経過する過程で、必ず自賠責保険や任意保険における後遺障害の判定が必要になる。その際、本人に生じた障害内容が十分に評価されないことで、さらに精神面を悪化させることにもなりかねない。後遺障害の判定において的確な判断がなされ、本人が納得できる賠償が得られることも、精神面の改善には不可欠である。しかし現実には、高次脳機能障害の場合、等級認定の厳しさが精神面の悪化を再燃させている場面も多くみられる。

次に心因反応による自信喪失や他者への不信感。両者は、高次脳機能障害によって失われてしまった「新しい自分」が認められないことから生じる。そこで「新たな自分」を自覚し好きになることが必要になる。J・ポンスフォード著『外傷性脳損傷後のリハビリテーション——毎日の適応生活のために』(二〇〇〇年)中、「心理学的適応と人間関係における外傷性脳損傷の影響の取り扱い」の章に、「外傷性脳損傷の自覚と自信」という欄がある。参考になる内容が多々盛り込まれている。

冒頭、「自己評価の発展は必須」「自覚は成功の必須条件」「自覚はリハビリテーション過程の重要な焦点」とされ、「自己評価」「自覚」の重要性について強調されている。受傷(発症)一年後以降自己洞察が働いてくる時期に、残存する長所に光を当て、新しい生活の方策が重要とされる。「治療の究極のゴールは、ある程度の受容と、外傷から生き残った〝新しい〟人間を好きになる能力の獲得」

とされている。

クリニックにおける認知リハビリの場でも、一番の目標を「自己認識」とし、自分のどこに問題があるのか、問題点を解決するためにどうしたらよいのか学ぶことにしている。その方法として、一人だけで学ぶよりも、あるいは療法士との対話の中で獲得するよりも、グループ療法という形式がより目標に達しやすい。自ら考え筆記した事柄を同僚の前で発表し、質問を受けそれに答える作業を通じて、自然に「自己認識」が可能になっていく（詳細は、次章の2（1）②）。ポンスフォードも「グループ治療」の意義を「有用な手段」として推奨している。

最終目標は新たな自分の「受容」であるが、自己肯定はさらに困難である。自著『高次脳機能障害』の「あとがき」において、「指摘される様々な症状について、それを無理に変えようとするのではなく、受け入れ、そこから新しい自分を取り戻そう」と呼びかけ、以下のような視点を提言した。

「忘れっぽい」→こだわりがない、細かなことを気にしない
「仕事が遅い」→慎重、思慮深い、落ち着いている
「キレやすい」→感受性が豊か、表現力がある、敏感、正義感が強い
「融通がきかない」→物事に動じない、筋を通す、一本気
「共感性がない」→我が道を行く、他人に影響されにくい

高次脳機能「障害」として無理に問題点を明らかにし、修正していこうとするのではなく、「新しい自分」を別の角度からとらえてみようとの試みであった。

ヒントになる記事が目についた。二〇二四年一〇月一九日付『朝日新聞』be上の、国語辞典編纂《へんさん》者飯間浩明氏「町のB級言葉図鑑」に「わがまま」という用語の使われ方の変遷が紹介されている。従来は「わがままを言うな」という風に「自分のしたいように、勝手にふるまうこと」の意であった。それが二〇〇〇年代初め頃より、「わがままを極める」「とってもわがままなあなたのために」と、「強い希望やこだわり（を持つようす）」の意で使われるようになった。時代が変わることで、否定的に使われていた概念が肯定的に捉えられるようになった一例として紹介されている。

さらに、「孤立感」からどのように脱するか。よく外来診療の場で家族から、「私たちはどのように接したらいいのでしょう」と聞かれることがある。私はその際、「最もよき味方になってあげてください」とお伝えしている。高次脳機能障害当事者は一歩外に出れば「針の筵《むしろ》」であり、「七人の敵」に取り囲まれている（本人はそのように感じやすい）。家の中だけが唯一の安息の場であることが多い。そのような場で外と同じように厳しく接すると、本人の心の拠り所が無くなってしまう。

「味方」になることと、「甘やかす」（間違った認識・行動を見て見ぬふりをする、聞き流す）こととは違う。物事に関し間違った認識や行動があれば、それに対しては指摘する。その場で難しければ（本人が感情的になるなどして）、時間をおいて（タイムアウト）、冷静になった時点で改めて伝える。本人が納得すれば、できれば記録を促す。そのような作業を日夜重ねることで、高次脳機能障害における認知面の改善をはかることは可能である。

どうしても変えられない本人のこだわり、生活習慣、他者への態度、言葉遣いなどについて、逐一家族が指摘し、説教するのは禁物である。そういう時こそ専門職の出番である。また認知リハビリの役割である。一方的な指摘や否定は「百害あって一利なし」。「耳にたこができる」ほどの忠告も何ら効果はない。自らの間違い、改善すべき点を自らで語る（自己表現）作業が唯一本人の内省、改善に結びついていくというのが、私たちが長い間当事者と付き合ってきて得た教訓である。「自己認識」によって獲得できた「自分」ほど長続きし、揺るがないことも自明の理である。

家族は当事者の立場に立ちながら当事者ではない。また最大の理解者であるべきだが、最も理解の難しい立場にいることは前述した通りである。家族の戸惑いや苦悩については、第五章3の「小児期・学童期の支援」や「ケアラー問題」の欄で詳述する。

第四章

高次脳機能障害当事者・家族が望んでいること

私たちが現代社会の一員として生活を営んでおり、また日頃多くのストレスを抱えながら日常生活や社会生活（就労）を送っている限りにおいて、交通事故に遭遇する機会もあり、脳卒中などの脳疾患を発症する危険性もゼロではない。

高次脳機能障害は誰にでも起こりえる身近な病態である。しかし、いざそのような立場になると、本人も家族も心底戸惑い、どうしたらよいかわからなくなるのも一つの現実であろう。そこで発症（受傷）から日常（社会）生活復帰へ至る過程で、専門職による様々な情報提供、係わりが必要になる。

私が二十数年間、当事者や家族とお付き合いする過程で、あるいは当事者・家族の会に参加する機会に知りえた、多くの人々が有する願望について以下書き留めておきたい。

1　怪我や病気の初期・リハビリ期（発症後六カ月以内）

高次脳機能障害に関する診療を始めて二〇年余り、当事者・家族より受けてきた（診察に携わってきた）相談は、早くて発症から六カ月、遅い人は五年から一〇年経過した段階である。急性期やリハビリ期の具体的状況について知る立場にはないが、本人や家族から「こうしてほしかった」「こういうことをもっと知っていれば」という要望や反省を聞くことは多い。あるいは私自身が本人や家族と接して、「急性期から知っておけばもっと有効な方法がとれたのではないか」と考えることが多々ある。以下その内容について紹介する。

（1）医師・看護師・療法士による病態説明

思わぬ事故や病気に遭遇し、数日（数週間）後に気がついた本人や家族が心配になるのは、「自分の人生はこれからどうなるのだろう」「仕事はどうしたらいいのか」「経済的にやっていけるのか」といったことであろう。手足の障害や言語障害であれば、しばらく付き合っていけば薄々分かってくる。高次脳機能障害となると皆目見当がつかない（自分自身でも家族でも気が付かないことが多い）。

そこで必要なのが、医師・看護師による懇切丁寧な病状・病態に関する説明である。怪我や病気による障害の内容、予後（見通し）をくり返し説明することで、「何となく」自らの症状、程度、将来の見通しがつかめてくるだろう。その結果、学校や仕事はどの程度の期間休まなくてはならないのか、そのためになすべきこと、経済面で乗り切るための方策について、自ずと見えてくるに違いない。

それでもまだ漠然とした将来像しかつかめなかった本人にとって、初めて厳しい現実と直面するのはリハビリ専門病院へ転院した際ではないだろうか。それまで靄《もや》がかかっていた状態からうっすらと陽が射し、頭の回転が少しだけ良くなってくる。その時期、言語聴覚士（ＳＴ）や作業療法士（ＯＴ）によって、様々な認知テストが試みられる。考えてもいなかった記憶力の低下や思考力の劣化を初めて数値としてつきつけられ、本人は絶望的になってしまう。

そのような時、最も良い話し相手、相談役になってくれるのがＳＴやＯＴである。忙しく立ち働いている病院職員の中で、唯一ＳＴやＯＴは本人と毎日、一日一時間程度の時間を共有できる。落ち着いて話し合うことの可能な「友達のような存在」である。リハビリ病院での三～四カ月という入院期間は、本人・家族にとっては最も濃厚な、その後の人生を決するほどの貴重な時間と言えよう。

発症後二～六カ月という期間は、傷んだ脳の急性期の変化が落ち着き、改善へ向けて少しずつ修復を始める時期にあたる（「通過症候群」と呼ばれる）。その間、リハビリという外部からの刺激によって脳が活性化することは、障害そのものを改善させることにも繋がる。この部分だけは改善が難しいという予測も立つようになる。本来の働きを補うための代償手段を身につけることもリハビリの大切な要素になる。

さらに大切なことがある。それは本人が「将来への希望を失わない」という一言に尽きる。時期が経つと、本人は必ず以前の自分との違いを感じ取るようになる。その際の戸惑いや絶望、不安は並大抵のものではない。そんな時担当するSTやOTが、いかに心のケアに専念し本人の心を奮い立たせることができるか、これまでの経験や知識を総動員して最も力を発揮する機会になるだろう。療法士同士のケースカンファレンス、病棟の医師や看護師との連携、家族との協力も必要になるだろう。

こうして本人が「新しい自分」と付き合っていく自覚を持つことができれば、高次脳機能障害に対するリハビリは八割方成功したと言えるかもしれない。本人にとってのリハビリは、リハビリ専門の医療機関を退院することで終わるのではなく、獲得した新たな認識と意欲を糧に、それから一生続くことになるからである。本格的なリハビリは退院後に始まるとも言える。

(2) 臨床心理士、医療ソーシャルワーカーよりのアドバイス

STやOT以上に本人の心理面に寄り添えるのが臨床心理士(CP)である。二〇一七年九月より国家資格となり、各医療機関に配置されている。本人が抱える心理的問題、家族との関係、職場の同僚との摩擦など、様々な不安について引き出してくれ、解決の糸口を共に考えてくれる。ある時は病棟のスタッフや家族との橋渡し役となり、本人が言いにくいことを第三者的立場で代弁してくれる、最も強い味方になり得る存在と言えよう。教育現場と職場での心理士を兼ねることもある。CPとは本人の代理人(分身)として考えふるまってくれる立場である。

同様な役職で本人の分身ともいうべき存在が医療ソーシャルワーカー(MSW)であろう(社会福祉

士、精神保健福祉士の資格を有している人が多い）。社会的観点から本人・家族の側に立ち権利を擁護する立場と言えよう。会社や自治体との交渉役にもなってくれる。その役割は多岐に亘《わた》り全てを網羅することはできないが、主なものだけでも以下のようになる。

一つは、障害に関する内容。高次脳機能障害は多少の改善はみられても完治することはなく、生涯にわたり継続する可能性が高い。発症より六カ月を過ぎれば精神障害者保健福祉手帳取得の対象になるが、その旨本人や家族にアドバイスしておく必要がある。六カ月以降に私のクリニックを訪れ初めて手帳の存在を知り、その数カ月後に申請の手続きを行う人もいる（取得が発症後一年近くになる）。その間手帳がないために、受けることのできる恩典（税金の減額・免除、公共料金の割引など）や社会サービスが受けられず不利益を被る人もいる。特に医療費の負担が大きく異なり、安心して通院できるか否かの違いが生じる。手帳があれば作業所などの利用も可能となり、医療機関に通いながら社会復帰へ向けた準備を行うことができる。

二つ目に、経済生活に関する内容。持病とされる場合と、交通（労災）事故の場合は全く異なるため、後者については本章2の（1）⑤の項で詳しく解説する。高次脳機能障害の場合は早くても一年後、遅い人では二〜三年後に復職になる場合が多い。その理由の一つが、復職の条件として「一〇〇%良くなること」とされるためである。同障害においては一般の病気とは異なり、「一〇〇%良くなる」ことはまずあり得ない。可能な休職期間を全て費やした挙句復職ということになるのだが、その時には従来行っていた仕事から長期間離れていたためにすぐにノウハウを取り戻すこともできず、結局退職の運命を背負うことになりかねない。

いずれにしろその間の経済生活に破綻をきたす人も出てくる。そこで必要なのが、発症日当日から支給の対象となる傷病手当金（会社などに勤務してきた人で、厚生年金の対象になる人に限られる）である。賃金の六割が一年六カ月間にわたり毎月支給される。その後は障害厚生年金に切り換えることになるが、その点については後述する。

障害の認定や経済的確立は、本人の闘病や社会復帰訓練を支える二つの大きな要素であり、本人・家族の精神的安心感にも繋がり、その点においてMSWの役割は大きい。急性期やリハビリ期、本人・家族の時間的ゆとりや心の余裕がない段階で、肩代わりをしてくれるのがMSWであり、「縁の下の力持ち」、最も頼りになる存在なのである。

本人（家族）の事情により、定められた入院期間を延長せざるを得ない時もある。その場合も、MSWは病院側にそれを代弁することが必要となる（それだけの権限を持たされている）。ただ医療機関によっては、病院のベットコントロールのために本人に退院を言い渡したり、心の準備をさせたり、次の移転先を探したり（これ自身必要なことであるが）することだけがMSWの仕事になっている現状もあり、改善すべき余地が残っている。

入院中の患者・家族にとって、退院後の在宅生活を考える上で「いつまで入院させてもらえるのか」は重要な課題であり、「（MSWが部屋へ近づいてくる）靴音を聞くと、そろそろ退院を言い渡されるのかとドキドキしていました」と思い出話を語る家族は多い。

（3）福祉行政より社会サービス利用についての説明

急性期やリハビリ医療機関での入院中に、家族が行政（自治体）の窓口を訪れることは多くはない。本人・家族にとって、将来社会サービスを受けるような状態になることは予測していない（考えたくない）ことも一因である。役所の障害福祉課に「高次脳機能障害係」のようなものがあり、一定の知識や情報を持つ担当者がいて年齢や病状に応じたアドバイスをしてくれる体制があれば、当事者や家族は入院中に在宅後の生活設計を建てることが可能となる。結果的に利用に至らないとしても、どのような社会サービスがメニューとして揃《そろ》っているのかを知っておくことは決して損にはならない。

例えば新規就労をめざしたり復職を考えている人で、それまで一〜二年の待期期間がある場合はどうだろう。在宅後規則正しい生活を送るためには、通所施設の利用が望ましい。そのために最適なのは地域の作業所である。高次脳機能障害に特化したメニューがあればそれに越したことはないが、一般の作業内容でも認知機能を取り戻すきっかけにはなり得るし、何よりも仲間との語らいや人間関係の形成は貴重である。就労（復職）の準備になることは確かである。

高次脳機能障害が重度の場合、在宅での生活が困難な事例も存在する（第三章の4で紹介したIさんのようなケース）。Iさんも利用した「障害者自立センター」が各自治体に設置されている。名前の通り、一定期間入所（一年間に限定されている所が多い。通所も可能）後、日常生活上の自立を目指すためのセンターである。大阪府立のセンターのパンフレットには次のような理念が明記されている。

「当センターは、脳血管障害や脳性まひの方をはじめ、高次脳機能障害や脊髄損傷の方など、専門的かつ広域的なニーズに対応する支援プログラムを実施し、利用者一人ひとりに合った地域生活移行支援を行います。

利用者の個性や自立生活に向けた可能性を大切にしながら、良好な訓練生活環境の整備に努めて、地域での豊かな社会生活の実現に向けて、利用者の立場に立ったサービスを提供します」

しかし現実には、高次脳機能障害の方が利用を始めてそれほど年月が経過していないこともあり、まだまだスタッフや設備の点で同障害に的確な対応がなされているとは言い難い。その上どうしても重度の方が入所する場合が多く、一年後に在宅が始まる際「一年前と本人の状態は変わっておらず、介護者にとっての負担度も変わっていない」との印象を持っている家族が多い。せっかく公的予算で運営されている施設であるだけに、改善の余地はないものか、検討の必要があるだろう。

2　慢性期（発症後六カ月以降）

急性期やリハビリ期を乗り越え身体症状が安定し、家庭や地域での生活が始まる。やっと一安心と言いたいところだが、実際にはここから高次脳機能障害との本格的な格闘が始まる。それまでの六カ月間は、それほど同症状は見えていなかった（現れなかった）と言える（急性期～亜急性期を診る多くの医師たちに、同障害についての認識が浅いのはそのためであろう）。それは同障害が日常生活上のささいな動作や家族とのやり取り、友人との人間関係の中で出てきやすいことによる。

そこで、高次脳機能障害に対する医療的行為も続行する必要があり、福祉関係の様々な手続きも加わり、事故や労災の場合補償交渉も始まる。さらに社会復帰へ向けた就労訓練、職場探しのための取り組みと、やらなくてはいけないことが次から次にふりかかってくる。ここでは時系列的に整理して解説していこう。

(1) 医療機関の役割

①長期にわたる診察・評価・診断の必要性

高次脳機能障害との上手な付き合いは、当事者にとって一生の課題となる。できればそばにいてアドバイスしてくれる医療・福祉関係者の存在が大切になる。後述するように、障害者手帳や障害年金の申請(更新)のためにも不可欠である。そのために、人口三〇万人程度の中規模の市にせめて二カ所か三カ所、同障害の診察や評価・診断をしてくれる医療機関が必要である。

現状はどうだろうか。私は二〇〇一年一月に開設した奈良市内のクリニックにおいて、高次脳機能障害に対する診療を開始し、二〇〇六年八月に現在の高槻市内に移転した後再開した。同じ頃堺市において同様な診療所が開設され、数年後より松原市内のクリニックが同障害への取り組みを始めた。結果、大阪府内(人口八七六万人、同障害者推定三万五千人)において、私的なクリニックでは三カ所の医療機関が対応していることになる(リハビリ専門病院で入院していた同障害者を例外的に引き続きフォローしている所はある）。一つの市に二カ所程度とはほど遠い状況である。

　このような実情を打開すべく、二〇二三年年明けに大阪大学医学部精神神経科のＩ教授と面談し、教室内における「高次脳機能障害講座」の設置と若手医師の育成を提案した（Ｉ教授は熊本大学精神神経科にて同障害に対する研究の実績を有する方である）。後日返事があり、「当面予算的関係で新しい講座の設置は難しい」とのことであった。

　また同年春、近接する枚方市内の脳外科リハビリクリニックを訪問しＫ院長と面談の上、いずれ高次脳機能障害の方々の診療やリハビリを担当していただけないかという点と、開業されている同僚の医師で同障害の診療を引き受ける方はいないかとの相談を行った。約一カ月後丁重な御手紙をいただき、現在のマンパワーの関係で対応が難しいことと、Ａクリニック、Ｎクリニックなど関係の医師たちにも働きかけたところ、矢張り対応は難しいとの御返事であった。

　さらに二〇二四年年明け早々、高槻市内の大阪医科薬科大学脳神経外科のＷ教授と面談の上、後日高次脳機能障害について大学とクリニックとの連携プレーを依頼する内容の手紙を郵送した。年内に再びお会いする機会があり、具体的返事はないものの、今後検討していくとの約束をいただいた。

　高次脳機能障害に関する研究や臨床、人材育成に関し、公立・私立の大学病院や市中の医療機関の腰が重いのは、一つは経済的問題であろう。現時点で同障害に関連した助成金制度や診療報酬は全く具体化されておらず、「収入の対象になりにくい」点は否定できない。特に認知リハビリの実施にあたり、専門スタッフがいない現状はどこの医療機関も共通している。心理的問題や就労支援など様々なスタッフの係わりが必要だが、個人の医療機関ではそれほど豊富な人材を抱える余裕は持ち合わせていない。リハビリ専門病院が入院期間中の患者にしか対応できない現状の中で、同障害者の行く先は当面無い状況が続きそうである（「高次脳機能障害難民」という叫びも聞こえてきそうである）。

②認知リハビリの実施（グループ療法の効用）

入院療養から自宅での生活に戻った当事者の当面の課題は何かと言えば、それは認知リハビリの実施である。確かにリハビリ専門病院において約四カ月間、週五〜六日間のリハビリが実施されている。しかし多くの場合、身体（肢体）機能の調整（理学療法士＝ＰＴが担当）やＡＤＬ（日常生活動作）の改善（主にＯＴが担当）に終始することが多い。在宅後自立した生活を送ることが最大の目的となるからである。入院中という限られた生活圏であるため、本人が有する高次脳機能障害が顕在化しないことが多く、リハビリの対象になりにくい可能性もある。

在宅生活が始まり家族との共同生活が開始され、自ら買物も始め友人と会う機会を持てるようになると、潜在化していた症状が一気に表面化してくる。そういう時こそ認知リハビリの重要性が増してくる。本人・家族にとって、退院後の生活のしづらさが何から生じているのか全く見当がつかない。そのまま時を過ごしていると、次第に自信を喪失し自己嫌悪さえ生まれてくる。そのような時専門職より丁寧な聞き取りや説明があると、ボンヤリと薄日が射してくるようになるだろう。しかしいまだ「自己認識」にはほど遠い状態である。

そこでグループ療法の試みが必要になってくる。当事者同士五〜六名が一堂に会し、日常生活上の問題点について互いに語り合う。「自己表現」することで「認識」にも繋がり、意見の交換によってコミュニケーション能力の改善にも結び着く。その時々の場面で生じる感情的問題に対処することで、情緒的安定を保つことも可能となる。

感情コントロールの不安定さについては誰しも有する症状である。それが激しいことが集団リハビリへの参加を躊躇《ちゅうちょ》する理由になる場合もある。集団リハビリの場を長年提供してきて、それが杞憂に過ぎないことを経験してきた。新たにコントロールの難しい人が参加すると、それまで難しかった人が少しでも自らを抑えようとする傾向があることが分かった。「他人の振り見て我が振り直せ」の言い伝え通り、自分と似た状態の人を見て自らの問題点に気が付くのも、グループ療法の成果である。

一定期間実施する過程で、療法士の方よりグループ参加者の中でリーダー（司会者）の立場に立つ人を選任する。リーダーは当日のプログラムの進行役を担当し、発言者を指名したり発言の内容をまとめたり発言に対する質問を促したり、といった役割を受け持つ。その結果リーダー的立場を数カ月間経験した人は、自主的・主体的（受身的ではなく）にリハビリへ参加するようになり、いずれ就労の際にも役立つことになるだろう。

クリニックでは当初の五年間「ディケア方式」と称し、午前一〇時より昼食をはさみ午後三時頃までリハビリを実施していた。当事者が週一回でも日中過ごせる場を提供しようとの意図から始めたものだった。そこでは思わぬ成果が生まれた。特に昼食時、身体障害のため食器の準備ができない人の手伝いをしたり、後片付けを担当する人が自主的に出てきた（協調性、共感性の獲得）。食事中の年齢を越えた語らい、家族との交流（昼食には家族も同席した）など（コミュニケーション能力の獲得）である。予測していないことであった。しかし参加する人数が増加すると、スタッフ体制の問題もあり、午前・午後に分けざるを得なくなった（高次脳機能障害のディケアは診療報酬として確立されておらず、収入が得られなかったのも一因）。

いずれにしろ、週一回、最低一年間認知リハビリを続けることができれば、本人は社会参加（就労）という新たな段階へ飛び立つことができるに違いない。そのような認知リハビリの場が、中規模の市に最低二〜三カ所程度あることが望ましい。

③当事者・家族への周知

「高次脳機能障害」という用語自身はまだ一般には馴染みのない概念である。言葉として知ってはいても、それがいかなる病態により生じているのか見当がつかず、本人にとっても家族にとっても未知の世界であることにかわりない。そこで、同障害についての啓蒙も医療機関の大切な仕事であろう。

クリニックを開院して三年余りが経過した頃、「高次脳」という手作りのパンフレットを作成し患者・家族へ渡すことにした。その後一二年間、一五号まで発行を続けた。一五〜三〇頁に及ぶ「高次脳」は有料にもかかわらず、毎回三〇〇部程度発行することになった。「啓蒙の書」として作られた「高次脳」の内容の一部を次に紹介する。

「高次脳機能障害」という時、その内容である認知（記憶、注意、遂行機能）障害やコミュニケーション障害、社会的行動（情緒）障害（易怒性、無気力）については、比較的初期の段階で本人・家族が気が付くことが多い。合併する易疲労や過敏症状（光、音、振動）、排泄障害なども早期より日常生活に影響を及ぼし、否が応でも意識せざるを得ない。

それに対し自ら自覚しにくく他人にも説明しづらい症状として、視覚・聴覚・味覚（嗅覚）などの五感に類する感覚や「離断症候群」がある。誰にでも生じるわけではないが、時に合併し本人は人知れず悩んでいる場合が多い。そこで「高次脳」において特集し読んでもらうことを勧めた。当事者の中には、購入の上家族へ読むことを勧めたり、職場に持参して上司に目を通してくれるよう依頼する人も出てきた。

(1) (左)半側空間無視（USN）

人にとって日常生活上もっとも頼りになる感覚は視覚であろう。外界の景色や人物、物の形は、眼球を通して大脳の後頭葉に投影される。しかしそれだけでは単なる光の束でしかなく全く意味をなさない。情報がそれぞれ頭頂葉（空間認識）、側頭葉（物体知覚）に至ることで意味を持つことになる。

右大脳皮質の頭頂葉周辺に傷害を生じると、左半側視野に対して意識しない（関心を持たない）症状が生じる。網膜から後頭葉に至る視覚神経路が傷害された場合に生じる同名半盲（左右の視野の片方だけが見えない状態）と違い、他人に説明しにくく（半盲と違い図形化しにくい）、自分でも意識しにくい。

移動時左側を見落とし障害物に衝突することで転倒の危険性がある。事務職の場合、書類に目を通したり書式の完成も覚束《おぼつか》なく、早晩退職することにもなりかねない。当然ながら乗用車の運転は困難であり免許証を返上せざるを得ない。日常生活上も社会的にも極めて不利な立場に置かれることになる（後述する自賠責保険上、「局部に神経症状を残す」として第12〜14級相当に判定されることが多いが、現実には労働能力を一〇〇％喪失し第3級相当程度の損害を被っている場合もある）。

しかも困ったことに、視覚のみならず左身体失認や病態失認を合併している。部屋を出ようとして麻痺している側の左手指をドアに挟んだり、左片麻痺があるにもかかわらず、朝起床時にベットから降りる際、左足を先に着いて転倒するなどの危険性も常態化している。

リハビリ専門病院において、右大脳半球に何らかの損傷を有する人に対しては、早い段階で左USNの有無について確認し、PTやOTによる的確な指導を行うことで、その後の本人の自覚・症状が違ってくることが各書籍にまとめられている。自らSTで右脳梗塞を生じた関啓子さん（生来左利き）の闘病記録『話せないと言えるまで――言語聴覚士を襲った高次脳機能障害』（二〇一三年）は、専門家の立場で自らに生じたUSNを客観的に見つめ克服する書として得るものが大きい。

また『高次脳機能障害』でも紹介した（一七三〜一八八頁）元競馬騎手の常石勝義さん（四六歳）は、二七歳の時障害物競技にて落馬し右脳挫傷を負った。二カ月間の急性期治療の後、小倉リハビリ病院に転院した。担当したPTは、歩行訓練のための平行棒（左側）をわざと手の届かない位置にずらしたり、左側前方に人を立たせ、ぶつからないように注意し、すれ違う際挨拶を交わすよう指導した。

二カ月間のリハビリを終えて関西へ戻った常石さんは、二〇年近く経た現在、二〇二四年夏のパリにおけるパラリンピックの馬場馬術に挑戦するため練習を続けてきた。USNは最もハンディになる症状であるが、初期のリハビリ病院での成果が有効に発揮されている。

(2) 相(顔)貌失認

右側頭葉における物体知覚(視覚的認知)が傷害されると相貌失認が生じる。顔の情報(記憶)が失われているため、相手の顔を見ても誰なのか識別が難しいからである(顔以外の物体や花、果物などでも同様のことあり)。唯一、メガネの有無、髪の長さ、口髭などが手がかりになることはある。USNほど多くはないが、USNに合併して生じることもある。TVを見てタレントの顔が分からない、久しぶりに出勤した会社で同僚の顔の区別がつかないなど、症状については本人も気が付き、他人もそれを聞いて何となく理解することはできる。分かりにくいのは同症状による心理的問題であろう。

クリニックに通院中の五三歳・男性がいる。二四歳の時交通事故に遭い同症状が生じている。三一歳の頃より通院を始め、認知リハビリに参加した。しばらくすると参加が滞りがちになった。通所していた作業所も休みがちになっているとのこと。理由を聞くと次のようなことを語った。「自分は人を見ても区別がつかなくて誰が誰だか分からない。一度覚えても次に参加する時には分からなくなる。顔が覚えられないことで親しい友人もできず、通う気が無くなってくる」。彼には左USNもあるため、左顔面の髭剃りが不十分で、だんだんと身だしなみにも気を使うことがなくなり、友人との交流も途絶えてしまった。

相貌失認は、単に「顔の見分けがつかない」ことに留まらず、友人関係、仲間作り、社会生活にまで影響し、「天涯孤独」の状況を作り出してしまうきっかけにもなりやすい。その点がわからないと、周囲は「付き合いにくい人」「取っ付きの悪い人」とみなしてしまい、放置することになる。

また外出の際、街中の看板、建物の形、自動車（車種）の区別がつかず街並失認（道順障害）が生じたり、買い物において果物や食料品、衣料品などの中から目的のものを選ぶ能力が損なわれるなど、生活関連動作に支障をきたすこともある。

(3) 嗅覚・味覚障害

相貌失認同様、他人から見るとそれほど深刻に思われない症状として嗅覚・味覚障害がある。特に嗅覚は他の動物と比較しても、人類においてはかなり退化した感覚と言えるだろう。退化しているから「なくても困らない」ということになるだろうか。嗅覚や味覚は、それを司る領域が共に側頭葉の内側部にあることが知られている。それは「側頭葉てんかん」の前駆症状として、幻臭（「ゴムの焼ける臭い」「薬品のいやな臭い」）や幻味《げんみ》（「酸っぱい味」「腐った果物の味」）を同時に生じる人が多いことから推測されている。

当事者は、「何を食べてもおいしく感じられず、砂を噛むような感覚で食べる楽しみがない」「塩加減がわからず料理ができない」「事故以来食事の好みがかわった」などを体験する。人にとって食事とは人生における楽しみの一つであり、それがないこと自身大変なことである。

長い期間同様な運命を背負った人たちに共通しているのは、徐々にうつ的になり一人の世界に籠る傾向である。それはどこから来ているのだろう。まず訴えるのは、「家族や友人と食事をする機会を持たなくなった」ということである。共に食生活を楽しめなくなったことによる。「臭(匂)いがしない」「味がわからない」という、それほど深刻と思われてなかった感覚の消失が、人間関係や本人の意欲にも影響することになる。

(4) 聴覚失認

他人から分かりにくい症状の一つが聴覚失認《ちょうかくしつにん》である。耳が遠いわけではない、感覚性失語(他人の話が理解・解釈できない言語障害)があるわけでもない。しかし相手の話、TVでのアナウンサーの解説、映画での俳優の台詞《せりふ》全てが聞こえているのに、意味が入ってこない。TVや映画の字幕も数秒という時間内では読みづらい、といった症状も出てくる。

会社の同僚や上司からは、「返事が遅い」として急ぎの会話は避けられる傾向にある。忙しい職場では敬遠されやすい。共同の仕事からは遠ざけられ退職を迫られることにもなりかねない。ゆっくり大きな声で話しかけられることで聞き取ることが可能であり(感覚性失語症との違い)、伝える際メモを渡すことでより確実になる。しかしこうした配慮は多忙な職場ではなされないことが多い。

二〇二四年春より施行された「改正障害者差別解消法」(本書一五六頁参照)では、その点における合理的配慮についても触れられており（作業時のメモや写真、図の利用）、職場の状況が変わっていくことを期待したい。職員一人ひとりが鉛筆と小さなメモ帳を持つだけで済むことが実現されれば、聴覚失認を有する人々の就労も改善されていくであろう。

(5)（大脳半球間）離断症候群

他人はおろか本人さえも気が付かない病態として、（大脳半球間）離断症候群がある。明確な症状がなく神経学的に的確な説明も困難なため、「ただ何となく」といった受け止め方をしてしまい、後遺症として判断されにくい。

大脳は左右両側に存在し（小脳、脳幹も同様）、それぞれ異なる機能や働きを有している。「局在性」とも言えるもので、他の臓器とは異なる点である。しかし個々バラバラに動いているかと言えばそうではなく、常に左右の大脳は連絡を取り合いながら統一した行動を行えるよう、協力して働いている。左右の連絡路としては前交連、海馬交連などがあるが、中でも脳梁が最も多くの神経線維を有し、それだけ重要な働きを有している。脳梁が何らかの損傷や病気で不具合を生じることになると離断症候群が生じる。左右に対称性に存在する脳血管障害や脳腫瘍で稀にみられるが、多くは脳外傷特にびまん性軸索損傷によることが多い。

左右の情報が遮断された場合の病態として、ある例を紹介する。靴下を履こうとして右手を動かすと左手で逆の動作をしてしまう。左右の運動野が別々に働いて生じる症状である（「拮抗失行」）。このような一見奇妙な症状が生じた場合、周囲には「わざとやっている」といった誤解を招くことになる。本人にとっても何故このような症状が出るのか分からず、その戸惑いは大きい。

これほど典型的な例は少ないとしても、日常的には左右の大脳の情報交換が絶たれたことによる様々な不具合が生じる。本人にとって仕事上のミスが多くなり、注意して行わないとトラブルの原因になるため全神経を注ぎ込むことになり、疲労の原因になりやすい。一方同僚や上司からは、「仕事が遅い」「ミスが多い」「動作がトロい」といったマイナス評価しか生まれないことになる（詳しくは、拙書『高次脳機能障害』五七～五九頁参照）。

④福祉関係書類の作成

日本は「資格国家」であり「書類国家」として成り立っている（あらゆる手続きに判子が必要なのはその象徴）。障害当事者が行政や福祉より何らかの社会的サービスを受けようとすれば、必ずそのための書類が必要になる。書類の目的としては、福祉や就労（作業所への通所や障害枠での就職）に関するサービス提供のためのものと経済的援助に関するものがある。

第一に福祉・就労のために不可欠なのが精神障害者保健福祉手帳である（状態に応じて、重い人から1級、2級、3級がある）。従来は、うつ病・躁《そう》病などの二極性障害、統合失調症など内因性精神疾患として、精神神経科領域で作成されていた書類である。それが高次脳機能障害にも適応されることになった（二〇〇六年一〇月、群馬県において発行されたのがきっかけ）。

当事者・家族からは、「高次脳機能障害は脳という臓器の損傷によって生じる障害であり、どちらかと言えば内部障害や肢体不自由に準ずる面もあり、独自の手帳を作ってほしい」という要望もあったが、そのまま精神手帳が使われることになった。当初しばらくの間は行政の理解も浅く、「やる気のなさ」や「幻覚・妄想」がみられず高次脳機能障害特有の症状のみでは手帳取得に至らない事例もみられた。一方当事者・家族の側から、「精神手帳は取りたくない」「精神手帳を取得すると就職の際など社会的に不利」として拒否されることもあった。

手帳取得の具体的進め方は以下のようになる。医療機関における診断書の作成が必要だが、原則的には「精神障害」と診断された作成医療機関に六カ月間以上入院か通院することが必要である（高次脳機能障害では例外的に発症後六カ月ということになっている）。一般に精神手帳診断書は、急性期やリハビリ医療機関において書いてもらえないことが多い。作成するのはリハビリ医療機関を退院して後ということになってしまう。

診断書を作成してもらえる医療機関が限られており、私のクリニックへ来院して初めて手帳の申請手続きに取りかかる人もいる。初診から一～二カ月後に診断書の作成を依頼されることも多いが、どうしても「当分の通院が必要」と伝えることになる。その間、療法士による神経心理学的評価や認知リハビリへの参加を促すことで診断書を作成するための一助になるが、中には数カ月間待てない方も存在し取得に至らないこともある。

また、重度の高次脳機能障害が存在したり肢体不自由を合併することで、日常生活上援助が必要な人も存在する。その場合、障害者総合支援法（二〇一三年四月成立）に基づく介護給付制度がある。軽い人から重い人まで1級～6級があり、必要に応じて送迎サービスや在宅サービスを受けることになる。そのためには医師の診断書が必要である。

第二に経済的援助について。医療機関への通院における窓口負担の軽減のために、自立支援医療（精神通院療法）の制度がある。本来三割負担が必要な方が一割であったり、一カ月間の負担額に上限が設けられたり負担なしの場合もあり、軽減される額は大きく早期より利用可能である（医師作成の診断書が必要）。基本的に「精神疾患」で通院している一カ所の医療機関のみに通用し、一般医科（内科や整形外科、歯科など）では使用できない。また生活習慣病に類する薬剤などでは適用されない。

前述したように会社員などの場合、発症後一年半は傷病手当金が支給される。その間に復職できない場合（高次脳機能障害では半数以上該当）、手当金が切れた段階で障害年金（精神）支給の対象となる。そのためにも診断書作成が必要だが、作成してもらえる医療機関が少なく、精神手帳同様、書類を完成するためのハードルが高い。受給を断念している人もいるほどである。

幸い診断書が作成されても、内容を検討の上決定される1級～3級の等級判定は年金事務所に委ねられており、支給されるまで分からない。私の経験上の認識としては、精神症状が重度で常時誰かが見守り介助しなくてはならない場合1級、精神症状が中等度でかろうじて福祉的就労や就労継続支援事業所（A型、B型）における就労可能程度であれば2級、精神症状が軽度で何とか「障害枠」ででも一般就労ができていれば3級となる。

障害年金のしくみはこうである。基礎年金（国民年金）と厚生（共済）年金がある。受給要件は障害発生時年金に加入しており、年金加入期間の三分の二以上の期間保険料が納付されていることである（年金事務所で調査してくれる）。基礎年金には、1級（月額約八万円）と2級（月額約六・五万円）がある。厚生年金は1〜3級あり、1・2級の場合は基礎年金が上乗せされる。金額は働いていた時の報酬や加入していた期間により異なる。子どもがいる場合の加算などがあり、年金事務所へ問い合わせることが必要になる。

⑤自賠責保険・労災保険上の後遺障害認定（発症後一年半経過以降）

「持病」とされる脳卒中やウィルス性脳炎などと違い、交通事故や労災事故に起因する頭部外傷（脳損傷）や低酸素脳症などの場合、発症後一定期間の後に自賠責保険（労災保険）上の後遺障害認定が必要になる。一般に高次脳機能障害においては「症状固定」の時期が二年前後であることが多く、他の事情が許せば（経済的事情で一年経た頃に「症状固定」を希望する方もいる）、発症後二年の段階で医師による後遺障害診断書の作成が必要である。

診断書を作成してくれる医師も限られてくることから、当事者にとっては作成医療機関に事故以来定期的に通院しておくことが必要になる。途中で通院を中断し、診断書作成の段階で医療機関を再度受診しても、通院していない期間のブランクが問題となり、後遺障害が事故によるものとみなされないこともあり注意が必要である。

(1)自動車保険

交通事故の際の保険には、自動車損害賠償責任（自賠責）保険（強制保険）と任意保険がある。事故後一年半から二年経過し、本人の症状がほぼ固定し、復学や復職の目途もつき、急性期に生じやすい症候性てんかんも薬物治療にて一段落し、今後大きく病状の変化がみられないと判断できれば、医師は自賠責保険後遺障害診断書にその内容を記載する。画像所見や神経心理学的評価も記載する。「神経症状」の用紙に日常生活上の状況や就労状況についても記載する。

「自賠責保険後遺障害等級審査会」において書類審査の結果、第1～14級の認定が行われる（四四頁表2参照）。高次脳機能障害の存在が認められたら、第9級より重い級の認定が下される。「神経系統の機能や精神に障害」があり「労務に制限がある」とみなされるのである。自賠責保険上の等級は後述する任意保険からの賠償金額に大きく影響（特に、「労働能力喪失率」によって減る可能性のある収入の金額）する。当事者にとって重要な意味を持つ。

しかし現実はどうだろうか。二〇一八年五月に報告された「自賠責保険における高次脳機能障害認定システムの充実について」（「高次脳機能障害認定システム検討委員会」）において、二〇一〇～一六年度に至る高次脳機能障害に該当する事案が明らかにされている。それによれば第1～9級に属する件数は、二〇一〇年度：三〇七一件、一一年度：三一六三件、一二年度：三〇二七件、一三年度：二九七八件、一四年度：三〇五九件、一五年度：三〇四九年、一六年度：二九五一件となっている。

各年度三〇〇〇件前後であることが分かる（二〇一七年度以降の件数は発表されていない）。

一年間に交通事故によって高次脳機能障害を生じる程度の頭部損傷はおおよそ八〇〇〇件とされている。三八％程度の人しか同障害の判定がなされていないことになる。交通事故による後遺障害において同障害の判定がなされているか否かで、賠償の程度が大きく変わってくる。幸い肢体や言語に不自由がなくても、同障害があることで就労の道（収入の手立て）が大きく閉ざされるからである。

高次脳機能障害が認められにくい原因はどこにあるのか。一つは、同障害に関する症状の分かりにくさに起因している。同障害の現われ方は一人ひとり異なっており、人の数ほど症状の数があるといってもいいほどである。どこからどこまでが本人の生まれつきの性格なのか、育った過程で身につけた才能なのか、どれが事故後新たに加わった症状なのか、鑑別が困難なことが多い。

次に、診断する医師の認識や経験による。画像診断や神経心理学的評価は参考にはなる。しかし絶対的な診断根拠になり得るかといえばそうではない。かなりの部分が医師の「見立て」による。忙しい外来診療の中で本人や家族の話を丁寧に聞くことが必要になるし、知人や同僚の評価も仰がなくてはならない時もある。自賠責保険の診断書は絶大な努力を払って作成されることになる。

自賠責保険上の等級を参考に任意保険からの賠償額が決定される。その額は入院・通院期間に必要だった治療費（通院のための交通費を含め）程度から休業補償、慰謝料、逸失利益（事故に遭遇したことによって、症状固定時以降本来得られたであろう年収に対し、減少した収益の額。年収×労働能力喪失率×症状固定時年齢から六七歳までの年数、として算出される。症状固定の時点で一括して支払われることから、支給額はライプニック係数を用いて計算され、損害額は年数が経つたびに減額される。超低金利時代の現在、利息分が差し引かれないよう毎月の受け取りを求めた被害者に対し、二〇二〇年七月最高裁は定期払いを認めた)、介護料に至るまで千差万別である。

中には自賠責保険上「該当せず」の事例も存在する。事故によって生じた病状は一切存在しないとの意である。その場合保険会社は一円たりとも賠償することを拒む。当事者にとってみれば事故に遭ったために被った被害は多々あるはずであり、そのための出費も生じたはずである(医療機関への交通費など)。そのような場合弁護士などの力をかりて、相手方に個々の出費について具体的に請求する必要があり、場合によっては裁判が必要になる。

(2) 労災保険

労働者災害補償(労災)保険のしくみはもっと複雑である。当事者・家族にとって手続き上負担になり、勤務先も積極的に労災申請を勧めることはない。しかし労災保険は国の制度ということもあり、認定されれば様々な点で安心である。特に仕事中の事故や出勤(退勤)途中の事故の場合は必ず申請がなされるべきであろう。第一章の2でも解説したように、仕事に関連した脳・心臓(循環器)疾患についても対象疾病になることもあるので、一考の価値はある。

労災保険のしくみはこうである。まず療養(補償)給付があり、主に労災病院や労災指定医療機関においての診療内容に関する給付が対象である(金銭ではなく現物)。次に休業(補償)給付がある。休業一日につき平均賃金（基礎日額）の六〇％と休業特別支給金として二〇％、計八〇％が給付される。

一年六カ月経過しても傷病が治らない場合傷病（補償）年金があり、障害等級が1～3級に該当する場合に給付される。1級は基礎日額の三一三日、2級は二七七日、3級は二四五日分とされる。傷病が固定し障害が残った場合、1～3級、4～7級に対しては障害（補償）年金、8～14級では障害（補償）一時金が支給される。年金額は、1～3級では傷病年金と同額であり、4級二一三日、5級一八四日、6級一五六日、7級一三一日分である。一時金は、8級五〇三日、9級三九一日、10級三〇二日、11級二二三日、12級一五六日、13級一〇一日、14級五六日分とされている。

以上を分かりやすいように、年間五〇〇万円（月四二万円）の収入がある人の場合で考えてみる。傷病時四〇歳で余命四〇年として計算してみる（概算。カッコ内は残りの人生の間に得られる給付）。

1級：　年金四二九万円（一七一六〇万円）　2級：　三八〇万円（一五三〇〇万円）
3級：　三三八万円（一三四四〇万円）　4級：　二九二万円（一一六八〇万円）
5級：　二五二万円（一〇〇八〇万円）　6級：　二一四万円（八五六〇万円）
7級：　一七九万円（七一六〇万円）　8級：一時金六八九万円
9級：　五三六万円　10級：　四一四万円　11級：　三〇六万円
12級：　二一四万円　13級：　一三八万円　14級：　七七万円

労災年金の場合、自動車保険や一時金とは異なり、傷病後一生、生きている限りにおいて月々の給付が支払われるようになり、本人・家族にとっての安心度は高い。本人がその傷病が原因で亡くなった場合は、その旨医師の証明書があれば労災遺族年金の受給が可能となる。仕事中の交通事故などの場合、自動車保険より労災保険の方を優先して考える方が良いとされる所以である。

(2) 就労のための準備

表3(一一七頁)①からも明らかなとおり、高次脳機能障害を負う人々の六〇%近くが二〇代～五〇代の働き盛りである。就労は避けて通ることができない。しかし現実には第二章の1でみたように、現代社会は高次脳機能障害を受け入れにくい条件を揃えており職場も例外ではない。かと言って就労を諦めるわけにもいかず、その努力は絶えずなされることになる。

就労には福祉的就労と一般就労がある。当事者は状態に応じてどちらかを選ぶことになるが、労働条件や得られる報酬の額は変わってくる。賃金が安く障害年金や自動車保険などの賠償金を頼りにせざるを得ない場合も多い。本項では主に福祉的就労について解説し、次項においては一般就労について触れる。いずれも一般市民の理解を促し社会に定着させるための法律的裏付けがあり、具体的に推進するためのサービス機関が存在する。法律の解釈から解説を始める。

①「障害者総合支援法」の役割

二〇〇六年四月、小泉政権下「障害者自立支援法」が施行された。同法では「自立」を強調するあまり、それまでほとんど経済的負担なく利用していた作業所などにおいて、利用料を全員が一律に一割支払う（「応能負担から応益負担へ」）。負担できる範囲の負担ではなく、利用したサービスの内容や量により負担額が変わる。すなわち、障害が重い人ほど負担金が高くなる）ことが義務付けられた。その結果、利用を中止せざるを得ない人も出てくる状況が生まれた。多くの当事者より抗議を受けた政府は検討を行い、〇九年九月民主党政権成立後に廃止が明言された。その後改正を重ねた後、一三年四月には「障害者総合支援法」として再出発することになった。

参考までに二〇〇六年四月と言えば、「リハビリ日数制限」が実施された時期でもある。それまで脳卒中や骨折、心・呼吸器疾患など疾病の種類に関係なく、急性期より維持期のリハビリにおいて日数制限は設けられていなかった。それが疾患に応じて「発症後〇〇日以内」とされ、維持期のリハビリは保険診療の対象とならず、介護保険による通所（訪問）リハビリに切りかえるか、私的なリハビリ施設やスポーツジムで全額自己負担で受けることが推奨された。一連の医療・福祉の変更は「受益者負担」の概念の浸透であり、「社会的共通資本」（宇沢弘文氏）の考え方の一八〇度の転換とも言えた（社会的に「自己責任」が声高に叫ばれたのもこの頃である）。

「総合支援法」における就労支援については、新規就労や復職の際、一般就労になかなか辿り着けない人の就労を援助すべく、それに至るまでの中間的施設を設置する内容も盛り込まれている。あくまでも一般就労を実現するまでの過程と位置付けられていたはずであるが（サービスによっては利用期限もあり）、現実には（特に高次脳機能障害の場合）就労に至らないまま「総合支援法」に基づくサービスのみに終始せざるを得ない人も多い。クリニックへ通院している人たちの半数を占めるが、本人が日々の充実感を感じ経済的に遣り繰りできている限りにおいて、無理に一般就労へ移行する努力を促すことは避けている。あくまでも無理を強いることがないように心がけている。

②就労移行支援事業所と就労継続支援事業所（A型・B型）

六五歳未満の障害者で一般企業への就労を希望する人の場合、一定期間（二年以内）仕事に就くための訓練や職探しを行う「就労移行支援事業」がある。クリニックでも認知リハビリ終了後三〜四カ月間移行支援事業所を利用後、復職に至った人は多い。復職後リハビリ出勤が認められ、通勤時間を徐々に増やしたり仕事の内容を少しずつ増やすなど、本人の状態に応じての再出発ができれば理想的である。半年ほどの間に本人は元の職場での感覚を取り戻すことができるだろう。現実には多くの職場で「一〇〇％良くなって戻ってきてほしい」との条件付きであることが多く、復職を開始して初めて自らの問題点に気付く人もいる。そのようなことから「移行支援事業」の役割は大きい。

それに対し新規就労の場合、なかなか就職先が見つからない人も多数存在する。一般就労の目途がつきにくい人に対し、「就労継続支援事業」が期間の制限なく利用できる。A型（雇用型）の場合（六五歳未満が対象）、週五日、一日七〜八時間と、一般就労と同様な条件で働くことが推奨されており、月額八万円程度が支払われる。

対してB型（非雇用型）は、本人の状態に応じ、週二〜三日、一日三〜四時間程度の人も存在し、工賃として月二万円近くになる人がいる（中には工賃なしで訓練的要素の強い場合もある）。クリニックに通院しながら利用している人も多く存在するが、当日の体調によってたびたび休む人もおり、週一回程度の通所に留まっている人も多い。本人にとってやりがいが感じられないのも一因なのであろう。

そこで継続支援施設において、当事者が興味を持てるメニューを用意できることが必要である。事業所の経営状況も関係し、会社と連携し下請け的仕事を提供してもらっている施設も多い。自ずと毎日面白味のない単純作業に終始することになりかねない。高次脳機能障害当事者にとっても興味を持てるメニューの発掘が、各事業所に期待されている。

一つの例として、宝塚市のB型事業所「ハグ」では約一〇年間コーヒー豆の焙煎を行ってきた。当初焙煎用の豆を大量に購入し、メンバーが選定した豆を焙煎し袋詰めするだけの作業であった。大袋(内容は豆状と粉末)と小袋(粉末)の三つの製品を作成した。次第に小袋の方を、注文者の希望に応じデザイン化し、祝い事用に販売する時は写真も掲載するなど様々な工夫をこらすようになった。

街の一角に喫茶店を開店し、訪れた客にいかにおいしいコーヒーを提供するか、添える菓子類のメニューを増やすなど、アイデアはどんどん拡がっている。このように当事者の思いややり方次第で夢を拡げていく作業は、全員が意気込みを感じながら実施できる。各事業所にも同様な創意工夫が求められている。

③就労を実現するための条件とは

こうして不十分ながらも、社会的には法律上もサービス上も就労に取り組むための準備は整いつつある。あとはその一員に加わろうとする当事者が参加するための心構えを持ち、参加できるよう自らの体調や精神、日常生活上のリズムを形成していけるかどうかにかかっている。これだけは法律やサービスも関与することはできず、一人ひとりの努力に任されていると言えるだろう。ではどうしたらいいのだろうか。

一般に就労準備として取り組まれている医療機関や就労支援施設のプログラムの中に、必ず盛り込まれるのはパソコン操作である。どこの事業所も必ずといっていいほど推進しており、クリニックに通う人たちも例外なく勧められている。それのみに終始している所もあり、実社会に出た場合必要な技術として、身に着けるにこしたことはない。しかし高次脳機能障害の社会参加を考えた場合、常に壁となるのは上司や同僚との人間関係の困難性である。本章2(1)の「認知リハビリ」の欄でも触れた通り、クリニックでは当事者がリハビリの中で他者との接点をいかに円滑に営んでいくかに力を入れてきた。何よりも社会に出るための最大の鍵だからである。

他者との協調性については、元々の本人の性格や生まれ育った環境もあり、比較的溶け込みやすい人とそうでない人がいる。リハビリによって全てを変えてしまうのは至難の技である。しかし高次脳機能障害によって自らの表現力の稚拙さや他人の話に耳を傾け理解する能力を失った状態を、リハビリで少しでも改善できれば、社会参加の度合いはより高くなる。

当初はグループ療法による認知リハビリに参加することに対し気が進まなかった人でも、何度か加わる過程で積極的に参加するようになる。そのような場合家族からは、「以前のような家人への暴言がなくなりました」「安心して一緒に生活できるようになりました」との感想が述べられることもある。クリニックへのリハビリのための通院（月二〜三回）以外の日は、B型やA型事業所へ通所が可能な状態になっている場合もある。社会参加への第一歩を踏み出したと言える。

高次脳機能障害当事者にとって就労を実現するための条件は、何よりも他人との人間関係づくりなのである。パソコンなどコンピュータ機器の操作を身につけることは、その上で初めてなされるべきことであろう。就労準備訓練において、サービスを提供する側は発想を転換させ、就労へより近づくための体制をもう一度組み直すことも必要になるだろう。そのためのマンパワーが必要であり、一人ひとりのスタッフの高次脳機能障害に関する知識や認識が不可欠なのは言うまでもない。

(3) 社会参加のための就労

①「障害者雇用促進法」に基づく障害者の就労

障害者の一般就労については「障害者雇用促進法」によって政策が進められる。従来身体障害者（一九七六年）、知的障害者（九八年）が就労の対象とされていたが、二〇一三年六月に成立した同法により精神障害者が加えられ、高次脳機能障害当事者もその範疇に入ることになった。一六年四月には同法が改正された。

障害者雇用率制度があり、民間企業や国・地方公共団体の就労者に占める障害者の割合が定められている。二〜三年おきに雇用率は更新される。二〇二一年には、民間企業：二・三％（二四年四月より二・五％、二六年七月には二・七％の予定）、国・地方公共団体：二・六％とされる。その結果、全体で一一〇万七千人が民間企業で就労しており、内わけは身体障害：五二万六千人（四八％）、知的障害：二七万五千人（二五％）、精神障害：二一万五千人（一九％）、発達障害：九万一千人（八％）である。

関連して障害者雇用納付金制度があり、就労者が一〇〇名を越える企業で上記の雇用率を満たしていない場合、不足人数分（一人月額五万円）の納付金を徴収する。その徴収金を達成企業に対し助成金として支給する。中には五万円を支払うことで障害者雇用を免れたり、できるだけ障害程度の軽い障害者を優先的に雇用したり、特例子会社を設立することで障害者雇用率を達成するなど、抜け道は様々用意されているのが実情のようである。

②「合理的配慮」とは

二〇〇六年に採択、〇八年から発効している国連の障害者権利条約に基づき、一三年六月「障害を理由とする差別の解消の推進に関する法律」（「障害者差別解消法」）が成立、一六年四月から施行された。さらに二四年四月「改正障害者差別解消法」が施行され、就労現場のみならず様々な事業者に対し「合理的配慮」が義務付けられている。街中や買い物売り場、教育機関、医療機関、社会の隅々にわたる「配慮」が必要とされる。コンビニにおける車椅子で移動できるスペースの確保や、高い位置の品物を購入する際、すぐに店員が手を貸してくれる体制の確保など、その一例である。

ここで気になることがある。昨今の人手不足やコロナ禍を契機に最近増えている「セルフオーダーシステム」である。タッチパネルを押すのみであとは注文の品を待つ方式は、便利なようで様々な不便さを伴う。忙しそうな店員を呼びメニューを読み上げてもらうのも頼みづらく、視覚障害者にとって同伴者がいないと店を利用できないことになり、「外出の気持ちが薄れる」として問題となっている（二〇二四年六月一八日付『朝日新聞』）。

しかし社会的合理化推進の風潮の中で、タッチパネル式や各テーブルのタブレット端末、スマートフォンを使った注文方式は今後も増加する傾向にある。全国チェーン店においては、視覚障害者に対し配慮するよう訓練しているとのことであるが、小規模の飲食店では実践できるのか、ましてや「見えない障害」とされる高次脳機能障害の場合同様な配慮がなされるのか、心配されるところである。

職場の場合はより複雑である。障害の内容に応じて個々の「配慮」が必要になる。高次脳機能障害にとって必要な「配慮」について列記することにする（同時に発達障害に共通することもある）。

(1) 面接時の就労支援機関職員の同席。
(2) 業務指導をする担当者の存在。
(3) 仕事内容をメモにする。業務内容は一つずつこなす。写真や図による作業手順の記載。
(4) 出退勤時刻・休暇・休憩に関し、通院や体調を考慮。
(5) 負担の程度に応じた業務量の調整。
(6) プライバシーに配慮し、他の職員に対して障害内容や必要な配慮について説明。

いずれも重要なことであるが、特に(1)(3)(6)は不可欠である。(1)については後述する。(3)については、記憶障害（特にエピソード記憶）に対する対策として不可欠である。伝えた内容をメモにして渡すことは、聴覚失認に対しても有効である。お互いに鉛筆とノートは必需品になる。(6)は、高次脳機能障害が誤解を受けやすい障害であるため、職場の理解という点で避けて通れない。また一人でも二人でも本人の良き理解者が同じ職場に存在することは、孤立を防ぐために望ましい。

(1)については、第三章の4でも紹介したIさんの例が参考になる。Iさんは大手の会社において三〇年間永年勤続の中間管理職であったが、脳内出血によって三年間の休職を余儀なくされた。二〇二二年春に復職のための面接が行われた。Iさんに「クロスジョブ」職員が同伴し、産業医が面接を担当した。一時間近くにわたり、面接官より「戻った後やりたいことは？」「復職後の目標は？」といった内容を立て続けに聞かれた。産業医は必ずしも高次脳機能障害について十分な知識を持ち合わせなかったが、ジョブコーチ（JC）の同席により面接はかろうじて切り抜けた。

通勤訓練が始まり（JC不在）、担当者よりパソコン処理の指示が次々と出された。ついにパニック状態になったIさんは大声を発し、前にいた担当者に頭突きをしてしまった。その後Iさんには、暴力行為に及んだことの責任により「休職期間満了による解雇」が言い渡された。元々Iさんにとって復職は無理な願望であったかもしれない。しかしこういう形で長年勤めあげた会社を去ることになったIさんや家族にとって、悔やんでも悔やみきれない出来事だったであろう。

通勤訓練の際、Iさんの状態を良く理解する支援員が同席していれば、指導についてIさんに丁寧に伝えたり、一方的指示に対して待ったをかけることもできたであろう。その結果Iさんが冷静に対応し無事訓練が済み、晴れて復職が可能になったとしたら……。以前のような管理職は無理でも、長年慣れ親しんだ職場のことであり、簡単な仕事であればこなせたかもしれない（自宅と会社との間の移動については、車の利用は不可とされており、歩行障害もあるIさんにとって残された課題であった）。あるいはこの間慣例になっているリモートワークであれば、十分に継続できたであろう。

退職後一年間の「自立センター」入所の後、在宅生活を続けながら施設通（入）所を続けるIさんを見ていると、つくづく二〇二二年の通勤訓練が悔やまれてならない。「配慮」の⑴はこのように重要な問題を私たちに投げかけている。

高次脳機能障害に対する「配慮」は、身体障害に対するハード面での「配慮」と違い、職場の働き方や働く人々の考え方、人間関係の方に重きが置かれる。職場を構成する一員の働く姿勢が問われることになり、それだけ上司や同僚にとっても重たい意味を持つ。一人ひとりの「自己改革」が必要とされ、一般の職場にとってかなりの決意を要することになり、敬遠されることにもなりかねない。多くの当事者が経験している「面接の際、高次脳機能障害の存在を明らかにすることで採用が難しくなりそうだったので、伝えずに済ませた」事実は、現在の「配慮」の状況を象徴的に表す出来事である。

③ハローワークと障害者職業センター

就労を希望する人は自ら直接職場を探し雇用契約を結ぶ場合もあるが、多くは障害の有無や種類に関係なくハローワークを訪ねることになる。自らの状態を伝え希望する職種を述べ、雇用主との仲を取り持ってもらう。その際医師による本人の適正、条件、問題点などについて記した「主治医の意見書」の作成が必要になる場合もある。

障害の内容・程度によって、ハローワークより地域障害者職業センターへ相談するよう勧められる人もいる。職業能力の評価や職業準備支援、ジョブコーチ支援、事業主に対する助言・援助が必要な場合である。各都道府県に一カ所及び北海道、東京、愛知、大阪、福岡に一カ所ずつの支所があり、計五二カ所設置されている。

さらに、広域障害者職業センターとして埼玉に国立職業リハビリセンター、岡山に国立吉備高原職業リハビリセンター、障害者職業総合センターとして千葉（幕張）に設置されている。それぞれ希望により手続きを行い、一定期間（三カ月～一年）宿舎にて集団生活を実践しながら、職業技術を身に付けることが可能である（地理的に通所が可能な場合は通所することもできる）。

四〇代前半の男性・Oさんがいる。二〇〇一年大学生の時交通事故に遭い、急性期治療後復学し、〇三年以降クリニックの認知リハビリにも参加した。卒業後〇六年より仕事に就くも、物事への思い込み、こだわりが強く、話が冗長で他者とのコミュニケーションに難点があった。複数の職場へ転職するも一三年には退職。同年吉備高原職業リハビリセンターへ入所し、九カ月後には再就労が可能となり、以来一〇年余り継続し、一人暮らしも始め自立可能となっている。センター利用が功を奏した一例であった。

また三〇代後半の男性・Hさんの場合、二〇〇八年二〇代前半で脳梗塞を生じ、自衛官としての勤務を退《しりぞ》くことになった（五年後）。一二年の終わり頃北九州より母と共にクリニックを受診した。以来毎週欠かさず新幹線を利用し母同伴での通院を継続する。当初自主性に乏しく無口であったHさんは、認知リハビリでのグループ療法に参加する過程で、七カ月後より一人で来院が可能になった。

一四年六月に一年半にわたるリハビリ通院を終了と同時に、吉備高原職業リハビリセンターにおいて一年間の就労訓練を受ける。一五年七月事務職に就くことができ、現在に至っている。二四年一一月に小倉で開催された「高次脳機能障害啓発研修会」において、お母さんが参加者を前に、遠方ながら認知リハビリに通い続け、その後センターを利用したことが現在のHさんの姿に繋がっていることを、熱っぽく訴えられている姿が印象的であった。

就労に結びつけるためのサービス機関として、他に障害者職業能力開発校や障害者就業・生活支援センターがあり、いずれもハローワークや障害者職業センターと連携しており、求職者の状況に応じて利用が可能である。例えば一年間の年月をかけて就労の準備を行う期間的余裕はあるものの、その間の経済生活が心配な場合、能力開発校であれば一定の手当を受けながら通学し一年後には一般企業への就職を実現することが可能となる。

④雇用状況の実態

これまで述べてきたように、高次脳機能障害を始めとする全障害に対して福祉的就労や一般就労の道筋が整えられ、現在一一〇〇万人余りの全障害（児）者中一割の一一一万人が一般就労に就いている（非就労障害者三五六万人に対し、法定雇用率に基づき企業で働いている障害者六四万人という統計もあり、こちらは一五％）。一〇〜一五％の障害者が働き、就労継続支援事業所における就労を加えると、二割程度の人たちは何らかの形で働けているという統計になる。就労を望んでいない、あるいは年齢的にリタイアしている人もいると考えられ、二割は一概に少ない数字とは言えない。

実態はどうだろうか。クリニックに通院している多くの高次脳機能障害当事者の場合、就労を望みながら働けていない人は多い。せっかく就職できても、規則正しい勤務が難しく早々に退職してしまった人もいる。非就労者の多くは「働く職場がない」「自分の能力に合った職場が見つからない」というのが現実である。少子化社会の中で「人手不足」が叫ばれ始めて久しい。多くの職場で人手が足りていないために職域を縮小したり閉鎖せざるを得ないのが現状である。しかし、高次脳機能障害に限って言えば（障害全体に共通することであろうが）、人手は余っている。働きたい人は多いのに働く環境がないという状況である。

この矛盾はどこから生じるのだろうか。一言で言えば「高次脳機能障害にとってふさわしい、働きやすい職場がない」と言えるのであろう。一人ひとりのニーズにあった、能力に応じた、特性を考慮した職場がひとつでも増えていくことが、「合理的配慮」を謳う「障害者差別解消法」の精神であるはずなのだが、現実にはそうなっているとは言い切れない。

加えて、高次脳機能障害当事者の就労を考えた時どうしても必要と思われるのが、就労した人たち同士の意見（情報）交換の場である。同障害者特有の問題として、職場の同僚と親しく気持ちを打ち明けあったり意思疎通をすることが、極めて限られるばかりか皆無に等しいからである。仕事に従事していると、自然な成り行きで様々な悩みが心に湧いてくる。それを誰にも言えない状態が続くと、いつかは我慢の限界に達し爆発してしまう。一カ月に一度でもいいから思い切り自らの思いを吐露できる場が必要である。クリニックにて月一回行われていた「就労者の会」はそのような場であった。

毎回一〇名余りの当事者が集い、約二時間共に語り合った。終了後の帰宅途中、参加者同士で昼食を共にすることもあった。互いの近況や心持ちを洗いざらい明らかにすることで、期待していた励ましや助言が得られなくても、また次の会合まで頑張ってみようという気になる人が多かった。第二章の2(3)で紹介したSさんなどはその一例である。

(4) 地域生活

高次脳機能障害にとって就学・就労と同様に大切なのが、彼(彼女)らの日常生活の場としての地域社会のありようである。二〇〇四年にくも膜下出血を生じた夫を介護する柴本礼さん(コミック作家)が、一五年一二月に京都にて講演された以下の「家族の立場」が参考になる。

「夫が仮に外に出て行って、何かおかしなことをしちゃった。人に迷惑をかけるようなことをしちゃった。びっくりするようなことをしちゃった。そうしたときに、そこに居合わせた方々が、『あ、この人もしかした高次脳機能障害かもしれない。じゃあ理解してあげよう。許してあげよう。ちょっと何かたすけてあげよう』という気持ちにでもなってくださったら、もう私は喜んで『どこにでも行っておいで、行っても大丈夫だよ』といえるなぁと思ったんです」

「家の中に閉じ込めておくよりも、いろんなところに出ていって、いろんな人に接して刺激をもらって、感情の面でもいろんな交流があったりして、良くなってくる障害だというふうに、この一年間、夫を見ていて思いますので、なるべく夫の世界を広げてあげたい。そのためには社会のこの障害に対する理解と見守り、あるいは支援、それがあればいいなと思うわけです」

第五章3(6)で紹介する大東市における「高次脳機能障害に関する学習会」の場で、会場を提供する就労継続支援B型事業所「ギフト」の白井京子さんが、二〇〇七年末から〇八年正月に至る過程で脳卒中を生じた夫伊三雄さんのことで、次のようなレポートをされた。ある時お二人と息子、娘の四人で各部屋に家族用温泉のついたホテルに一泊するため自家用車で向かった。ホテルに着き障害者用の駐車場に車を停め、伊三雄さんと娘を車に残してチェックインをする。その間車の所に来たホテルマンから移動するよう促され、障害者手帳を二回も提示させられた。

その時一六歳だった娘さんは、後日以下のような内容の手紙を支配人に書いた。障害者スペースに健常者が停めるのではないかと見張るのではなく、「配慮が必要な方に配慮が行き届くようおもてなしをする、という考え方にチェンジしてほしい」。障害者手帳を娘が提示して障害者ですと言わなくてはいけないことの、(障害者)本人に与える影響を感じてほしい。「他のお客様がこのホテルで出来ることは、父にも同じようにしてもらいたい」。重度高次脳機能障害を有する父親への、娘としての正直な気持ちであった。

同様な話が二〇二三年一二月九日付『朝日新聞』の「天声人語」に紹介された。群馬県の伊香保温泉の旅館。一九九〇年代、大浴場にいた宿泊客が、障害者の客が浴室を汚したことで怒声をあげた。謝った女将《おかみ》の松本知子《ともこ》さん（現在八〇歳）に、客は障害者の宿泊が悪いかのようなことを口にした。それに対し松本さんは、「お客さんには別の旅館に行ってほしい。この人たちは、うちにしか来られない」と伝えた。その後三〇年近く同様な方針で旅館を運営してきた今、当時のことを記者が聞くと以下のような答えが返ってきた。中学生のとき、小児まひの仲良しの友だちがいて、その子が悲しい思いをしていた。「そういう世の中じゃいけないと思った」。白井さんの娘さんが支配人に送った手紙で訴えたかったのは、まさにこのことだった。

職場や学校と違い地域社会におけるバリアフリーは、制度や規則で縛り実現されるものではない。一人ひとりの「心のバリアフリー」があって初めて成立するものである。そのためにはどうしたらよいのか。おそらく「高次脳機能障害支援法」が成立したからと言って現実化されるわけでもないだろう。「支援法」の役割とはその意味で、関連する規則やシステムを創るだけに留まらない。どうしたら「心のバリアフリー」を形造っていけるのか、それが「支援法」の最も根幹に捉えられるべきであり「基本的精神」とも言えるものである。「支援法」において語られるべき個々の内容については次章で触れていきたい。

第五章

「高次脳機能障害支援法」に盛り込まれるべき内容

1　神経多様性疾患への理解

(1) 理解の一助としての法制化

二〇二三年、アメリカの脳神経科医オリヴァー・サックスの後継者として注目されるイギリスの脳神経科医スザンヌ・オサリバン著『眠りつづける少女たち』が出版された。スウェーデンやアメリカ(テキサス、ニューヨーク)、カザフスタン、キューバ、コロンビアなど世界各地で発生した集団心因性疾患に関するレポートである。神経科医である著者は現地に赴き、本人たちや家族と対面し診察し、神経学的な診断を試みる。現れた様々な症状(数年にわたる長い眠り、呼吸困難、震え、けいれん、興奮、不安）が医学的（特に西洋医学）な解明からは説明がつかず、個々の病の背景に社会的状況があり、心理的側面や生物学的側面が加わる。著者は従来、科学的観点のみで解釈される傾向が強かった謎の「病」に対し、多様な見方を推奨している。訳者（高橋洋氏）のあとがきに、以下のような文章がある。

「最近のメディアやＳＮＳでは、ＬＧＢＴＱなどセクシュアルダイバーシティ（性の多様性）をめぐる議論は花盛りだが、それに比して、注意欠如・多動症（ＡＤＨＤ）や自閉スペクトラム症（ＡＳＤ）などに関連するニューロダイバーシティ（神経多様性）については、まだ多くの人々に広まってはいない……。その理由のひとつは、生物・心理・社会モデルの重要性が周知されていないために、社会（環境）的要因が見過ごされ、それが心理的要因の軽視につながっているからであろう」

確かにＬＧＢＴＱについて最近新聞紙上で目にしない日はなく、二〇二三年六月には関連法「ＬＧＢＴ理解増進法」が幾多の課題を残しながらも成立した。思いや考えは人それぞれだが、用語として多くの人々が知るところとなった。一方、「発達障害」については二〇〇五年四月「発達障害者支援法」（二〇一六年改定）が、「認知症」については二〇二四年一月「認知症基本法」が施行された。

まず発達障害に関連して「ニューロダイバーシティ」の観点から多々論評されている。歴史的著名人の中に発達障害とみなされる人が散見されること。さらに現代の経済界（特にアメリカのＩＴ業界）を牽引する人々の中にも同様な徴候がみられること。よって社会的活性化、特に経済的活性化をもたらすために各職場や各研究領域における発達障害者の参加の推進が時代の要請であるとの意見が目立つ。経済的観点は別にして、発達障害の「プラス面」に対して焦点が当たるのはいいことであろう。

加えて、例えば勝小吉という勝海舟の父についてNHKBSドラマ（「小吉の女房」二〇一九年一～三月）で取り上げられ、書物（石坂好樹著『自閉症とサヴァンな人たち』二〇一四年）でも紹介されている。同書によれば、小吉は現在でいうADHDであった。幼少期乱暴者で一三歳の頃江戸から伊勢まで放浪して回った小吉が、江戸時代の人々の「開放性」によって要所要所で温かく迎え入れられた様子が描かれている。

また同書には、昭和初期から中期に至る当時の発達障害の扱われ方として山下清（一九二二年生まれ）を紹介している。「サヴァン、軽度知的障害、自閉症」として一二歳の頃八幡学園（千葉県）に入所した山下清は、二〇歳近くになり一九四〇～四三年、四八～五〇年、関東・東北・東海を放浪し画家としての天分を開花させた。

精神科医であり発達障害に関する著作を多く出されている石坂氏は、勝小吉や山下清に関して江戸や大正、昭和初期の時代の人々に共通する接し方があったことを紹介している。その上で、「人々への信頼感をはぐくんだことによって、彼の凶暴性や盗癖は跡形もなく消えた。これは環境が自閉症者によい影響を与える格好の事例」と評価している。

一方認知症については本章4(3)で詳述するが、以前の「痴呆」「呆気」といった「マイナス面」ではなく、また従来の生物学的・神経病理学的観点のみならず、社会的な見方が提唱されるようになったのは法制化の一つの産物であろう。

高次脳機能障害についてはどのように考えたらいいのだろうか。同障害の社会的側面――社会的事象により引き起こされやすい、社会的状況によって影響を受けやすい、また社会のありようを考えるうえで大きなヒントになる障害であること――については、第二章で記した通りである。

高次脳機能障害は戦後の車社会（特に一九七〇年以降）の中で毎年生じていたはずである。同障害の特質から、その程度は軽くはなっても完全に改善することはあり得ない。しかも生じやすいのは若い人々である。その結果毎年人数は加算されていく。中村俊規東京医科歯科大学教授（当時）らは、二〇〇六年七月に発表された論文「頭部外傷患者の認知機能予後――認知リハビリテーションにおける新たな潮流」（日本脳神経外科コングレス『脳神経外科ジャーナル』第一五巻第七号、三輪書店）において、交通外傷により毎年発生する同障害者は八〇〇〇人～一万人と推計した。結果約五〇万人の同障害者が蓄積しているとした。他方毎年の自賠責保険後遺障害認定において同障害と判定されるのは三〇〇〇人前後である（第四章の２（１）⑤参照）。そこに三分の一の違いはあるが、いずれにしろ多くの同障害者が実在するのは確かである（同障害の原因は頭部外傷だけではない）。

発達障害や認知症と同様な、あるいはそれ以上の長い期間を通じて家庭や職場、医療の現場で取り沙汰されてきたはずである。それがなぜ問題にならなかったのか（厚労省が高次脳機能障害の全国実態調査を行ったのは二〇〇一～〇四年）。三〇年間の長きにわたるブランクは何を表わすのであろうか。

一九七〇～二〇〇〇年頃は日本の経済が最も栄えた時期である。一九七二年田中角栄首相（一九七二～七四年在任）の「日本列島改造論」があり、一九八〇年代以降新保守主義の下、民間活力が推進された（八五年専売公社が日本たばこ産業株式会社＝ＪＴになり、八七年には国鉄が民営化される）。全国に高速道路が敷かれ乗用車台数が増加し、新幹線の高速化が進められた（九二年ののぞみ号誕生に対し、毎日危険に晒されながら線路やトンネルの工事に携わる保線労働者は、のぞみキャンペーンの「のぞみが走って日本が縮む」に対し、「のぞみが走って命が縮む」と行き過ぎたスピード化を警告した）。

一九八六〜九一年当時は「バブル景気」を迎えた。交通事故による高次脳機能障害の発症への警告とは全く逆の動きを日本の社会は辿っていたことになる（それは現在も続いている）。そのような時、流れに逆行することを主張してもなかなか耳を貸してもらえないことは多い。

一九九〇年六月、私は受け持っていた重度後遺障害の若者やその家族の苦悩について、「交通事故による遷延性意識障害の若者の現状と公的援助の必要性」と題して全国紙四社に文章を送った。どこか一社でも記事に取り上げてくれる所がないかと期待したが、どの社からも「文章を受け取りました」との返事さえこなかった。まさに「梨（無し）のつぶて」であった。当時の世論においては、それほど交通事故後遺症についての関心は薄かったと言えるだろう。

このように高次脳機能障害が社会的、経済的ひいては文化的繁栄と対局にあった（ある）こと、同障害を口にすればするほど世の中の動きとは逆の方を向いてしまうことになりかねないのが、同障害が脚光を浴びなかった原因の一つと考えられる（現在の原発問題などに対するマスメディアの態度もそれと同様であろう）。

原因の二つ目は、発達障害との違いであろうが、歴史的人物や経済人の中に高次脳機能障害を見出すのが困難なことである。社会的繁栄や経済的繁栄とは無縁な存在ということであろう。どちらかと言えば、行き過ぎた合理化、科学主義一辺倒の考え方、競争社会、ひいては大量消費社会を告発する存在なのである。第二章で紹介した小出氏の「過剰消費社会の総点検」や、斎藤氏の「脱成長コミュニズム」、ガブリエル氏の「倫理資本主義」と相通じるところがある。

亡き大江健三郎氏（作家、一九三五～二〇二三年）は福島原発爆発事故後、後世に背負わせてしまう「物質と不信」について問いかけられた。山田太一氏（脚本家、一九三四～二〇二三年）は数々のドラマにおいて、「プラスの明るさだけを求める今の社会」について疑問を投げかけられた。坂本龍一氏（作曲家、一九五二～二〇二三年）は「お金もうけ、損得の原理、勝ち負け」だけで動く現代社会を告発し、神宮の森（東京）や沖縄（辺野古）、東北（福島）、核エネルギーについて声を上げてこられた。全てが高次脳機能障害と同じ地平に立つ主張であった。

高次脳機能障害については、脳（特に大脳）の各部位、ネットワークが損傷されて生じる神経多様性疾患であると同時に、同障害の解決の道筋は、取り囲む多くの人々の考え方、市や県（都・道・府）の各自治体、そして国のあり方にまで通じる概念であることが法律に盛り込まれる必要があるだろう。

（２）無限の可能性を有する存在として

二〇〇六年に封切られた映画「博士の愛した数式」（小川洋子原作、二〇〇三年）のエンドロールに次のような言葉が流れる。

「ひと粒の砂に　一つの世界を見

一輪の野の花に　一つの天国を見
てのひらに無限を乗せ
一時《ひととき》のうちに　永遠を感じる」（英詩人、ウィリアム・ブレイク）

交通事故で八〇分しか記憶が保たれない数学者（「博士」）の日常を描いている。博士の静かな日常と家政婦の息子（「ルート」）との心のつながりを描く。ルートは少年時代に博士より教えられた数学の魅力を忘れることなく、長じて教壇に立ち生徒たちに算数を教えるシーンで幕を閉じる。一連の物語の最後を飾る言葉として、強いメッセージを送っているのではないか。人間の尊厳とは決して病や障害によって損なわれるわけではなく、病や障害があることによってさらに光輝くものであることを表現しているように思われる。

医師であり作家でもあるオリヴァー・サックス（一九三三～二〇一五年）は、「高次脳機能障害」を含む様々な神経症状（難病）の人々が有する可能性や知恵や才能について、『妻を帽子と間違えた男』（二〇〇九年）など数々の作品に余すところなく紹介している。同書の冒頭には先人の言葉が紹介されている。

「自然科学者とちがって医者が問題にするのは、一個の生命体、すなわち、逆境のなかで自己のアイデンティティを守りぬこうとする個人としての人間である」（アイヴィ・マッケンジー）。

本書は、第一部「喪失」、第二部「過剰」、第三部「移行」、第四部「純真」とされ、一：一～九話、二：一〇～一四話、三：一五～二〇話、四：二一～二四話に分けられている。二四の事例を紹介する前の「はじめに」で以下語られている。

「人間を――悩み、苦しみ、たたかう人間をこそ中心に据えなければならないのであって、そのためにわれわれは、病歴を一段と掘りさげ、ひとりの患者の物語にする必要がある。そうしてこそはじめて、『何が？』だけではなく『誰が？』ということをわれわれは知る。病気とつきあい、医者とつきあっている生身の人間、現実の患者個人というものを目の前にするのである。

高度の神経学や心理学においては、患者の人間としての存在そのものがひじょうに問題となる。患者の人間としてのありようが根本的に関係してくるからで、したがってこの分野では、病気の研究とその人のアイデンティティの研究とはわけることができない」（一一頁）。

第一部は、神経学上の「欠損」を示し、機能の損傷、不能をさしている。その中には、発語・言語機能の喪失、記憶の喪失、視覚の喪失、手先を動かす機能の喪失、アイデンティティの喪失などがある。神経学の主流ともいうべき「喪失」を考える際の右大脳半球と左大脳半球の違い、特に右半球の機能を喪失することの意味について、サックス氏は以下のように述べる。

「『劣った』とされる右半球（左半球の「優位半球」に対し、右半球は「劣位半球」と呼ばれることがある―山口）がなおざりにされた大きな理由は、左半球だったらそのなかの疾患部の影響を見極めることが容易であるのにたいし、右半球におこった症候群はわかりにくいからである。……。左半球のほうが複雑で、特殊化されていて、霊長類の――それも最も進化した人間の――脳のなかで、一番あとになって発達した部分だからである。いっぽう右半球は、事実を認識するというきわめて重要な能力をつかさどっている」（二三三頁）。

「右半球の症候群におかされている場合、その当人は、自分自身の問題がなんであるか知ることはむずかしい。不可能だといっていい（バビンスキーは、このめずらしい特殊な状態を「病識欠損症」と名づけた）。一方、外にいる者がこのような患者の内面状態を思いえがくことは、非常に鋭敏な観察者にとってもきわめてむずかしい」（二五頁）。

第二部では、欠損とは反対の「機能過剰」や余剰が扱われている。例えば同じサックス氏著『レナードの朝』（一九九三年）におけるレボ（L）ドパ（脳内の中脳黒質より分泌される活性物質ドパミンの前駆物質）投与前の欠乏状態（無動、無為、無力）に対するL－ドパ投与後の過剰状態（多動、意欲増進、機能亢進）が紹介されている（映画「レナードの朝」では、ロバート・デニーロ扮する主人公により巧妙に演じられている）。「過剰」を扱って始めて、神経学の以下のような問題点が明らかになるとされる。

「伝統的な神経学は、機械的に分析をおこない、欠陥に重点をおくあまり、実際の生活を考慮にいれないできた。実際の生活こそ、あらゆる大脳機能のあらわれなのである。すくなくとも、想像機能、記憶機能、知覚機能といった高度な機能がそこにはあらわれる。従来の神経学は、欠陥を強調するあまり、精神生活そのものを見ていない。実際の脳や精神の状態はきわめて個人的なものである。しかし、今われわれは、それらの状態にこそ関心をもたねばならない。とりわけ脳や精神の高揚した状態、ひどく活発な状態に関心をはらわなければならない。

高揚状態にあるということは、たんに健康的で充実して満ちたりた気分になるばかりではない。かえってそのために、ひどく不穏な、度をこした状態になったり、『レナードの朝』にたえず出てくるような奇行や醜悪な行為をまねくこともある。興奮しすぎた患者は、統合や抑制を欠いた状態、ある種の『過剰』の状態におちいる」（一七二〜一七三頁）。

第三部は、従来医学的（神経学的）な領域としては扱われてこなかった「過去への移行」とも言うべき「追想」を扱う。無意識あるいは意識下の活動とされ、霊感的（心霊的）なものとみなされてきた。しかし、器質的な原因でおこっていることも確かなのだ。中毒や化学物質、てんかんや中毒症状、発作や前頭葉性の脱抑制、偏頭痛が紹介されている。その上で、以下つけ加えられている。

「第三部のテーマは、側頭葉や大脳辺縁系へ加えられた異常な刺激の結果おきる、人を過去に移行させる心象や記憶の力である。これによってわれわれは、脳のなかがどうなって幻視や夢がおきるのか知ることができるだろう」（二四一頁）。

第四部は、知的障害について描かれ、その人々の「世界」が「具体性」に富み、生き生きとして情感するどく、詳細でそれでいて単純とされている。以下のように器質的障害の人々との共通性について述べられている。

「脳に損傷をうけた場合にも、具体的なものを理解する能力は損なわれず残る……。退行して具体的なものしか理解できなくなったと考えるのでなく、具体的なものを理解するもとからあった能力は失われず残っていると考えるべきである。したがって基本的な人格や、アイデンティティや、傷こそ受けたものの生き物としての存在そのものは、失われずに残っているのである」（三一四頁）。

イギリスの神経科学者エイドリアン・オーウェン氏は二〇一八年『生存する意識――植物状態の患者と対話する』を出版した。一九九七年以来試みられた「遷延性《せんえんせい》意識障害」（著書では、「最小意識状態」や「植物状態」と表現）に対する機能測定の試みは、二〇〇三年になり画期的装置に出会った。同書の第六章から第一〇章を要約すると、以下の通りである。

著者は、「活動の盛んな脳領域へは酸素を多く含んだ血液が多く流れる」原理を利用して脳の機能を評価するfＭＲＩ（機能的磁気共鳴画像）法を手に入れた。単語の理解、文脈の解読、長期記憶の引き出し、社会規範の認識など、多くの認知的プロセスが必要とする言語の意味の理解を証明することで、対象者の意識状態を示すことが可能との確信を持つに至る。fＭＲＩは「グレイ・ゾーン」（指を動かしたり、目で物を追ったり、簡単な指示に従うことができる「最小意識状態」から物事を認識する能力が無いと思われている植物状態までの間にある一領域）に閉じ込められた患者の意識の研究において、画期的な検査法であった。

著者は、見たり聞いたりしたことに対し患者が意識的な決定を下す（前頭葉を活動させる）ことができたら、意識があることが明確になるとの結論を見出した。二〇〇五年、「テニスをしているところを想像してください」と伝えると、運動前野が活性化することが判明した。それに対し、「自宅の部屋から部屋へ動き回る」ことを想像することで、海馬傍回《かいばぼうかい》、頭頂葉、運動前野が活性化することも判明した。

同年、二三歳・女性で交通事故によるＴＢＩ（外傷性脳損傷）。特に前頭葉の損傷が激しく「植物状態」になって五カ月後に、ｆＭＲＩ下で上記二つのことを指示すると、健常者と全く同じ反応が現れた。女性には意識があり物事の認識力もあるが、自分の思いを表現できなかったのだ。「植物状態」とされる患者の一部が、身の回りの世界を全て認識し一連の応答を産み出せるかもしれないにもかかわらず、専門家を含む多くの人からずっと無視されてきたことを明確にした。

次の段階で著者らは、患者にある質問をし、イエスなら「テニスをしているところ」、ノーなら「自宅を歩き回るところ」を想像しなさい、とする選択を命じることで、質問に対する答えを患者から引き出そうとした。それは「植物状態」患者の「心を読む」試みであった。

二〇一二年、交通事故で一二年余り「植物状態」の二六歳・男性。物事を認識していると家族は確信する一方、主治医はその徴候を何一つ目にしていなかった。ところが「テニス」や「部屋」を想像することについては応答した。そこで「痛みはありますか？　どこが痛みますか？　答えがノーならテニスをしているところを想像して」と伝えた。彼は「ノー」と答えた。その後も男性に対しては、生活の質を上げる目的で、好きなスポーツ、音楽などについて質問した。記憶（事故前や事故後の新しい記憶）、時間の経過に関する認識、環境の変化など、心理面、人格にかかわることも質問した。

著者は、男性に対する試みは、「人格を持った人間の存在を明らかにした。人生も、態度や信念、記憶、経験も持った、……この世に存在する人間であるという感覚を持った人が、そこにいることを明らかにしたのだ。彼は一二年にわたって沈黙してきた。彼は自分の体の中に閉じ込められた無言の人として、世の中が自分の脇を通り過ぎていくのを静かに見守ってきた」と語っている。こうしてオーウェン氏は「遷延性意識障害」とされる人でも、思考や感動、意志、そして記憶さえも保たれていることを証明した。「語ろうとしない、動こうとしない」彼らの尊厳を引き出し、世に問う試みであったと言える。

ここで、佐久総合病院リハビリテーション科部長の太田正医師らが書かれた論文「若年植物状態患者の予後とリハビリテーション介入――植物状態からのリハビリテーション」（全日本出版会『Medical Rehabilitation』一七二号、二〇一四年七月）を紹介する。論文において、「『植物状態でも意識がある』という前提で接することが最善の姿勢」と記されている。自らの臨床経験や塩崎忠彦大阪大学救命救急センター医師の論文（重症頭部外傷三五例中二〇例が意識回復したとの報告）により、それを立証されている。重症脳損傷者（「植物症患者」）に対する医療者の姿勢として、「回復することを前提」に治療に臨むべきとしている。

意識回復後も様々なハンディを抱え、日常生活や社会生活において多くの困難を有することになる。ハンディの中で精神症状にあたるのが「高次脳機能障害」である。「遷延性意識障害」から脱却し「高次脳機能障害」に移行することで、御家族にとってはまた新たな問題が加わる。家族の苦悩は決して解消されることはなく、それは生涯続くことになる。「遷延性意識障害」と「高次脳機能障害」とは、脳障害の重度から軽度に至る一スペクトラムの同じ線上にある病態ということである。

ここで気をつけるべきこととして、病態における重度と軽度は必ずしも生活面や介護度における重症、軽症とは一致しない。それは一九九八年頃、既に結成されていた脳損傷や脳疾患を有する当事者・家族の会において、それまで「遷延性意識障害」の御家族がほとんどであったが、「高次脳機能障害」の御家族が加わるようになった時露呈した。「高次脳機能障害」の御家族の中には、「意識障害」の御家族以上に生活上も精神面でも大変な思いをされている方が多く存在したのである。

そのような時は、「互いの大変さばかり言い合っても仕方がない」「一筋の光を求めて互いに希望を持っていこう」「最も大変な思いをしているのは本人なのだから、家族が泣き言を言っては申し訳ない」と語り合った。そして最後の締め括《くく》りは必ず、「私たちは既に不幸のどん底を経験している。これ以上の不幸を背負うことはない。あるのは希望だけだ」ということであった。

そのような観点に立てば、「支援法」は必ずしも「足りない点」「不自由な部分」を補うのみならず、当事者が有する可能性を最大限に認め、引き出し、家族を含む支援者にエールを送るものでなくてはならない。「支援法」の対象になる人々の多くに希望を感じさせるものであってほしい。

2　社会的周知のために

(1) マスメディアを通じた一般へのキャンペーン

高次脳機能障害当事者や家族、あるいは専門職によって出版されている手記や体験談、コミック、解説書は数多い。特に当事者による出版物には優れたものが多いが、同障害者が最も不得手であるはずの自らの心情や実情を文字化し整理し、読者に分かりやすい状態にまとめることは、並大抵の努力ではなかったことが推測される。さらにTVにおける報道特集、ドキュメンタリー、ドラマでも同障害を扱ったものが散見される（ドラマについては、多くの当事者・家族が「現状はこんなものではない」といった正直な感想を述べることが多い）。

しかし現実には、出版物やTV番組を目にする一般国民はほんの一部である。そのため、「高次脳機能障害」という用語が使われ出した二〇〇〇年頃とは多少の違いはあっても（二〇〇一〜〇六年の厚労省による「高次脳機能障害支援モデル事業」により、全国の都道府県にそれぞれ一カ所ずつのモデル医療機関が置かれ、行政や福祉の担当相談窓口において周知されることになる）、一般にそれほど流布している用語とは言い難い。

「支援法」成立の過程において、最も正確で公正な実態の報道や対策に関するキャンペーンを広範に実施できるのは、何よりも新聞及びTVなどマスメディアによる報道であろう。高次脳機能障害の多様性（個人や原因によってそれぞれ異なる状態があり、ニーズも異なってくる）、特殊性（特に社会性）について、いかに的確に報道してもらえるか、それは報道人の真面目さと有する技量にかかっている。

何よりも当事者や家族、かかわるアドバイザーの声に丁寧に耳を傾け、それを余すところなく伝える、そのような筆の運びや演出する力が問われることになる。間違っても読者（視聴者）受けを狙い、美談に終始し劇的に描くことで、当事者・家族がドラマを観た時同様「実情とは違う」と思わせるようなものであってはならない。報道が世論を作り、世論が法律の内容を左右するだけに、「支援法」

制定における報道の役割は極めて大きいと言えよう。

(2) 医師・看護師・福祉職への教育

医療職や福祉関係者への教育については、特に専門家を育成する機関における教育が必要になる。高次脳機能障害とは本章4で解説の通り「広大な宇宙」たる脳の障害であるだけに、複雑でいまだ未知な分野も多い。医療職や福祉職にありがちな決めつけ(「こうあるはずだ」「あるべきだ」といった一方的見方)を防ぐためには、「多様で未知」であることを十分に学ぶ必要がある。私自身、ここ二〇年来同障害者と接する過程で、学生時代や医局員時代に基礎や臨床課程で学んだ「脳神経学」「臨床神経学」とは全く異なる当事者の実態を知ることになった。

医師・看護師への教育の点で参考になるのは、自賠責保険料の運用益事業として自動車事故対策機構(NASVA)により設置・運営されている全国四カ所(仙台、千葉、岐阜、岡山)の療護センター及び三カ所(札幌、泉大津、久留米)の療護委託病床の存在である。七カ所の重点施設や全国各地の公的・私的医療機関において、「遷延性意識障害」の方に対する医療・看護が日々実施されている。一定の入院(所)期間を過ぎたり、意識障害の改善後在宅生活を始めるための家族への指導も行われている(クリニックに通院する高次脳機能障害の方々の中にも、療護センターに入所されていた方が数多い)。

センターや医療機関における医師・看護師・療法士による実践の成果や抱える問題点は、毎年開催されている「日本意識障害学会」(一九九二年、「意識障害の治療研究会」として発足)において発表される。

「学会」のユニークな点は、その場に家族や支援者も参加し、時に講演者やシンポジストとして意見が表明されることである。毎年二日間にわたり繰り返されるシンポジウムや演題発表において、参加者は様々な知識や認識を身に付け、各職場に持ち帰る。翌日からの実践に役立ち、仕事への励みにもなり、毎日の努力の積み重ねが「意識障害からの脱却」という新たな成果を生み出す。こうして、療護センターなどの施設や「学会」は医療者にとって最も良き教育機関の役割を果たしている。

かつて「研究会」（「学会」）において画期的な発表がなされた。一九九七年一月沖縄で開催された「治療研究会」で、千葉療護センター所長・堀江武氏の特別講演「外傷性植物状態患者の一二年――シグナルからサインへ」が行われた。それは、私ども専門職には「目から鱗」、関西を始め全国から参加した家族にとって心からの喝采を送る内容であった。抄録から一部を紹介する。

「植物状態患者には記憶機構も感覚機構も作動状態にあり『意識』はあるが、表現手段のための運動系に障害がありコミュニケーションが不可能であるか、患者は唯一動く身体部位で意思表示を試みていると思われるが、そのシグナルが第三者の想像を越えてしまった言語系である場合には、医療従事者に理解されにくい可能性があった」

「植物状態患者には『意識がない』と考えると、患者は何も感じることなく何も考えず記憶機構も働いていない、すなわち『自己同一性』の喪失＝人格の喪失の状態であることになる。これは『人間とは』という根源的問いを生じることになる。患者の表出するシグナル＝『言葉』が通常の理解の範囲を逸脱しているときに、それを理解し解釈し翻訳するのは医療従事者の責務ではないかと考える」

先に紹介したオーウェン氏が二〇〇三年fMRIを使って証明した「遷延性意識障害」における「意志」や「思考」「理解」「記憶」の存在を、千葉療護センターの医師・看護師らは遥か以前に臨床上体験していたことになる（堀江氏らが同内容の演題を発表したのは、一九九五年三月の「研究会」であった）。「植物状態」とは、外界からの刺激を取り入れることは可能だが、自らの意志を表現する手段が絶たれた状態であること、が明らかにされていたのである。それを証明する方法には当時辿り着かなかったが、一〇年後新たな医療機器により実現されたことになる。

話はかわるが、「臓器移植法」が可決成立する過程の一九九〇年代半ばから後半、「脳死状態」に対する画期的治療法として「脳低温療法」が話題になった。一九九四年一二月一六日放映のNHKスペシャル「臓器移植法案――今何が問われているのか？」において、アメリカにおける「脳死患者」が心臓を含めた全臓器を摘出され、最後に全身の骨までが取り除かれ、かわりにプラスチックのパイプが挿入され皮膚が閉じられるシーンが紹介された。臓器摘出の実態に初めて触れた視聴者にとって極めて刺激的な場面であった。

番組はそれでは終わらなかった。日本における救急医療の実状として、日本大学板橋病院における林成之《なりゆき》医師らの「脳低温療法」（脳温を一～二週間三二～三三度に保つことで脳を保護する療法）が紹介された。「脳死状態」から回復した四〇代女性が、退院後庭仕事をする様子が写し出されたのである。同じ「脳死患者」のアメリカと日本における運命の違いを視聴者は目《ま》の当たりにすることになった。

ノンフィクション作家・柳田邦男氏は『文藝春秋』一九九五年四月号に「脳死、私の提言」を載せ、林医師の「脳のなかはまだまだわからないことばかり」との発言を紹介している。柳田氏は「奇跡的な生還を可能にした低体温療法のチャレンジは、早めに治療を放棄してしまう欧米の移植先進国からは生まれなかった」と述べている。六月の「臓器移植法」成立へ向け衆参両議院の委員会で審議が始まっていた九七年二月二日、再度NHKスペシャル「柳田邦男の生と死を見つめて――脳低温療法の衝撃」が放映され、改めて同療法による奇跡の生還の記録を国民が認識した（詳しくは『これが脳低温療法だ』一九九七年）。柳田氏は二〇〇〇年『脳治療革命の朝《あした》』を著し、板橋病院以外の全国各地での脳低温療法による画期的試みについて紹介した。

私自身も同番組を視聴した感想を、一九九七年三月一九日付『朝日新聞』の〝論壇〟に「未解決の問題残る臓器移植法案」と題して投稿し、同法の制定が時期尚早であることを主張した。以下はその一部である。

「脳死判定の厚生省基準は、自発呼吸の停止や瞳孔散大、平坦脳波などの症状・所見を具体的な基準としている。これらに照らして、『全脳の機能が不可逆的に停止する』蘇生限界点を通過したと判断した段階で一回目の脳死判定をし、その六時間後に二回目の判定をして『脳死』と診断する。

脳低温療法で回復した患者の中には、これらの症状・所見を一時期示した人もいた。救急医療の進歩によって、現在の医療で救える最悪の容体を示す蘇生限界点が先延ばしされたことを意味しており、脳死概念の再検討を迫っているといえよう」

ところで脳死状態や重度脳損傷に対する研究・治療については、一九八八年の「研究会」の発足以降「日本脳死・脳蘇生学会」が毎年開催され、脳低温療法を含む様々な成果を上げてきた。ただ「臓器移植法」が施行された九七年一〇月以降は、厳密な「脳死」判定、「脳死」からの臓器摘出の円滑化、などの「脳死」概念を前提としたテーマに重きが置かれるようになった。

「脳死状態からの生還」や「意識障害からの脱却」は、「日本脳死・脳蘇生学会」や「日本意識障害学会」傘下の医療機関における長い年月をかけた地道な臨床体験や、互いに成果を発表し合い切磋琢磨し合う協力関係の賜物である。「高次脳機能障害の改善」についても、本章4で述べる「センター設立」の実現を通じて医療職（医師・看護師・療法士）の育成を計ることが最も確実と言えよう。

高次脳機能障害当事者が医療機関に身を置くことは、発症（受傷）から長くても二年から三年であり、それ以降の残された人生は福祉や就労の場で過ごすことになる。その点で作業所や事業所職員、ヘルパー、就労支援員（総じて福祉職）の果たす役割は大きい。同障害は、一般に発症直後の意識低下からその後の「通過症候群」（脳の機能の多くが喪失した状態から徐々に回復していく過程）を経て、六カ月から一年を経る過程で症状が明瞭化していく。その後も改善を重ねていくが二年近くが経過すると「固定期」に入るとされる。しかし、その後も当事者の過ごし方や回りの働きかけ次第で、症状の改善は緩やかながらみられる。逆に五〇代後半から六〇代にさしかかってくると年齢的変化も加わり、機能が低下することもあり得る。

発症後の本人に長く係わることになる福祉職は、医療職以上に高次脳機能障害に対する認識を十分に持っておく必要があるだろう。しかもそれは、同障害のみならず発達障害や認知症に係わる際にも十分参考になる。専門職による講習会や当事者・家族が体験や心の内を語る定期的イベントが最も役立つだろう。多くの当事者が出版している手記を手にすることも大切である。

3　具体的支援

(1) 行政的支援

第四章の1でも記したように、本人がリハビリ専門病院にて機能訓練を行っている段階では、家族が行政の窓口へ連絡をしたり訪ねることは必ずしも多くない。訪れた際必要なことは、相談の内容により「たらい回し」されることのないよう、行政が高次脳機能障害に関する相談窓口を一本化することである。窓口の担当者が総合的に話を聞いた上で、ニーズに沿って専門の課に相談したり家族を引き合わせる。ただでさえ混乱している家族は、行政の対応次第でより混乱を増すことになりかねない。

また、多くの場合、退院後に通院できる医療機関に関する相談が予測される。市内あるいは近隣市において高次脳機能障害を診てくれる医療機関のリストを必ず用意しておく必要がある。受診希望の医療機関があれば、行政から直接問い合わせるか、家族に連絡先を伝えることになる。

発症六カ月以降になると、生活・福祉・就労など必要な情報は多岐にわたってくる。障害者手帳、障害年金、自賠責(労災)保険関係、作業所(事業所)、就労支援、必要なら介護保険と、必要に応じて取りこぼすことなく受けられるよう、それを一枚の表にした解説文が用意されると当事者・家族の知識の整理にもなるだろう。

クリニックには発症後一〇年ほどの際月を経て訪れる人もいるが、その間一切の社会的サービスを受けることなく、家族の力だけでかろうじて過ごしてきた人が少なからず実在する。これだけ情報が出回っている社会であるにもかかわらず、情報の外で生活している人がいる。そのような人たちに対してこそ行政が最も手を差し伸べなければならない。

(2) 医療の役割

医療機関に最も求められるのは、高次脳機能障害に対する認知リハビリの実施である。当事者は急性期やリハビリ期を過ぎ、限られた範囲での生活の自立は可能になっている。やっと自らの状態について自覚し、今後どうやっていくのか不安な時期にきている。本人の疑問に答えるために、認知リハビリが最も活躍する時である。医師は療法士の判断を参考に、当事者の今後(ゴール)を決めなければならない。生活のさらなる自立という観点から、本人の状態に応じた指導が必要になる。

①生活の自立が難しい場合

本人の生活を成立させるために、家族がなすべきことをアドバイスする。全てを家族に委ねるのではなく、「障害者総合支援法」による障害支援区分認定制度を利用し、介護ヘルパーなどの導入を図る。将来的にはグループホームなどの利用のため、ホームのパンフレットなども取り寄せ、可能なら体験入所も試みる（家族が元気なうちに行っておく）。

日常生活動作（ＡＤＬ）上の自立は可能でも、精神的に自立できていない状態が高次脳機能障害の一病態としてある。「アパシー（無気力症）」と呼ばれる状態である。病態としては、積極的な精神活動を司る前頭前野（前頭眼窩皮質）の障害によって生じるとされるが、情動と密接に結びつく大脳辺縁系の関与も疑われる。クリニックに通院する当事者の場合、軽度〜中等度の頭部外傷に多い傾向がある。受傷機転として、前頭部（顔面）の打撲により前頭葉に脳挫傷を生じたり、回転性脳損傷により捻《ねじ》れのエネルギーが作用し大脳領域全体にびまん性脳（軸索）損傷を生じることによる。

アパシーの場合一日中自宅に籠ってしまうことが多く、外出することや他人と会うことを極端に避ける。医療機関への通院も困難なことがある。同居する家族にとって最も扱いの難しい状態と言える。本人は特に悩んでいる様子もなく、食生活さえ維持できれば一日中でも自宅（自分の部屋）で過ごすことになる。相談を受ける医療者にとっても困難で力量を問われる病態である。

私自身は「一日一行動、一週一カ所、一月一人（仲間）」を指導している。一日一回は、洗濯の取り込みでもゴミ捨てでも何でもいいから行動（外出）しよう。一週間に一度は、食事でも買い物でも可能なら作業所のような人の集まる場に短時間でも滞在しよう。月に一回は、学生時代の友人や会社の同僚と会える場を作ろう（そのためには、元友人や元同僚に対し家族から予《あらかじ》め時間をあけてくれるよう依頼しておく必要あり）。いずれはそれが高次脳機能障害者同士の会合の場にかわることもある。現実には極めて困難を伴う息の長い（年単位の）働きかけになるが、是非実現したいものである。

②生活の自立が可能な場合

(1)当面一般就労が困難

高次脳機能障害当事者で、特に若い人の場合（一〇代で交通事故に遭遇した人など）、「働いて金銭を得る」経験を有したことがないため、就労への自覚や意欲に乏しい。一般就労は人生の目標にはなり得ず、当面「福祉的就労」である地域の作業所などへの通所が必要になるかもしれない。すぐに就労は困難でも将来的な就労をめざして、就労移行支援（継続支援）事業所の利用が必要な人もいるだろう（第四章2(2)②において詳述）。

いずれにしろ医師は、本人の障害の程度と本人が何を希望しているのかを見極め、早期に目標を設定することが必要である。認知リハビリ期間中であっても、目標を持って（ゴールを設定して）本人がリハビリに参加でき、やりがいにも繋がっていく。

(2)一般就労を目標にできる

一般就労をめざす際、復職予定者で必要なことは、認知リハビリの段階での職場の人事担当者との面談である。高次脳機能障害の場合は復職して後、戸惑うことも多く、「こんなはずではなかった」「このような症状とは思いもしなかった」との感想を受けることが多い。そうならないためには復職前に直接実態について十分に伝えておく必要がある。会社側からは、「どれだけ休んでもかまわないから、完全に良くなってから戻ってきてほしい」と提案されることも多い。医療側としては、「休職期間が長引くと復職しても混乱することが多くなる。一〇〇％良くならなくても復職後、仕事の時間や内容を調整し、しばらくの間リハビリを兼ねた出勤を認めてほしい」との要望を出すことになる。

実際に復職できても安心は禁物である。できれば復職後も、これまで通りのリハビリグループ、もしくはリハビリ終了後就労支援事業所などに通所している人たちのグループ（クリニックでは社会福祉士が担当するグループ療法が月二回行われている）の場に参加することが望ましい。グループの場で就労中の自分について語ることは、本人にとって見直しの場となり、他の人たちにもいい刺激になる。

一方新規就労の場合は、当面障害者職業センターに通所（入所）し、職能評価や職業適性検査、職業訓練を受ける方が好ましい選択である。職業能力開発校に一年間在籍するのも選択の一つである。そのような期間を経た後、一～二年後に障害者枠での一般就労をめざすことになるが、この点については第四章2(3)③の欄で詳述した。

復職にしろ新規就労にしろ、何らかの目途がつくまでは医療者として丁寧な係わりが必要であることは言うまでもない。当事者によっては、手っ取り早くバイト的仕事に就こうとしたり（そちらの方が時間給が高い場合もある）、認知リハビリを早めに切り上げて就労しようとする人もいる。その後の経過を追うと、早い段階で職を辞し仕事を転々とする過程で就労に対する自信や意欲を失ってしまっている人も多い。長い道程《みちのり》になるが、一つひとつの就労へ向けた道筋を丁寧に歩む方が近道ということになる。高次脳機能障害にとっての社会参加はそれほど大変な課題であり、医療者にとっては真剣な取り組みとなる。

(3) 福祉現場

主介護者たる家族（母や妻）から度々《たびたび》発せられるのは、「作業所の職員さんや在宅でのヘルパーさんに、もう少し高次脳機能障害のことを理解してほしい」ということである。具体的に示すと、介護現場において（医療現場でもよくみられる現象だが）、本人に対し「幼児言葉」を使ったり、妙に馴れ馴れしい態度で接する場面がある。親しみをこめてという点からは一見問題がないようだが、本人の気持ちを逆なでしてしまうこともある。また福祉的就労の場である作業所やB型事業所へ通所しても、十分なメニューが用意されておらず、本人にとって通所の意欲を削ぐことにもなりかねない。

介護ヘルパーや保健師、作業所職員などを対象とした講習会の際、会場より「問題行動」についての質問が挙がることが多い。介助者が女性であることが多いため、「いたずら」や「いやがらせ」「暴力行為」として深刻になりやすい。その際私は、「高次脳機能障害による前頭葉症状」について必ず説明することにしている。

脳外傷において、顔面や前頭部打撲による直撃損傷や後頭部打撲による対向性損傷により、前頭葉（底部）が傷つきやすいことがよく知られている。損傷は左や右の脳どちらかというよりも両側に及び、前頭葉内側面や脳梁へ損傷が拡大する。くも膜下出血の原因となりやすい前交通動脈（両側の前大脳動脈の架け橋になる動脈）に存在する脳動脈瘤は、破裂した場合大脳半球間裂といわれる場所に脳内出血やくも膜下出血を起こすことが多い。その結果前頭葉内側面や脳梁の障害をもたらす。

相澤病院（長野）リハビリテーション科（当時）原寛美氏の「遂行障害－前頭葉障害」（『高次脳機能障害のリハビリテーション』医歯薬出版、一九九五年）を参考に、「前頭葉内側面損傷による病的現象」について解説する。本来私たちの脳（頭頂葉）は周りの環境からの視覚刺激により活性化し、行動を促そうとする（例えば、近くの人の手を突然握ったり肩をたたいたり、知らない人に対してもつい話しかけることになる）。それを制御しているのが前頭葉（内側面下部）である。前頭葉内側面障害の場合、目の前に見慣れた道具があると右手が勝手に道具を使用することがあり、「エイリアン・ハンド・サイン」と呼ばれる。

「問題行動」の全てが前頭葉症状や脳梁障害によって生じるわけではないが、高次脳機能障害の一つに一見奇妙な行動をする場合があることを知っておくのと知らないのとでは全く介助者の係り方が異なってくる。「行動」が本人の性格から生じるものなのか、それとも病態の一つとして生じているのかを見極めることで、対応の仕方が変わっていくはずである。

もう一つ参考になる話がある。六車《むぐるま》由美さんは「介護民俗学」実践者としての肩書きを持つ。元々民俗学を専攻する大学教員だったが、退職後介護施設へ再就職した。民俗学者の性《さが》として、利用者のお年寄りの話を聞き記録した。介護を受けている人から聞き取った話の中には従来の民俗学の範疇に入らない話も多く、「介護民俗学」という言葉も生まれ実践する施設も増えているという。

幸い高次機能障害の人の場合、長期記憶が保たれている人は多い。ウェクスラー成人知能検査の第四版（WAIS－Ⅳ）は、言語理解（VCI）、知覚推理（PRI）、ワーキングメモリー（WMI）、処理速度（PSI）の四つの概念で構成されている。うちVCIには「類似」（二つの言葉の意味の共通点を探す）、「単語」（言語の意味を答える）、「知識」（歴史的事象や人物、作品、自然に関する説明）がある。問われる題材が小中高で受けた教育の内容と一致し、長期記憶の部類に含まれる。同障害者の比較的多くにおいて、VCIは「平均」のレベルである。

高次脳機能障害の人においては、お年寄りのような民話や昔話、昔の習慣・しきたりなどの話は難しくても、彼（彼女）らが生きてきた時代のことを思い出し話すことは得意なはずである。クリニックにおけるグループ療法において、時事ネタや芸能ネタが話題に上がると、異常なほど盛り上がることが多い。一人ひとりがそれなりの知識や認識、人生観を持ち合わせていることの表れである。「その病気にはどんな人たちがかかっているか」（サックス氏）という言葉を改めてかみしめたい。

（4）就労支援

就労支援の場における高次脳機能障害への援助については、以下の二つが最低限必要になる。一つはメモ記録の徹底である。ボールペンとポケットサイズのノートを必需品とする。職場での指示、同僚との討議内容、顧客との約束、何でもメモする習慣をつける。終了したもの（要件済みのもの）は斜線で消す。「外部の脳」たるメモリーノートの作成は習慣化できれば思考を整理することにつながり、書くことによって記憶の保持にも役立ち、忘れている場合見直すことで記憶を再生できる。就労前に必ず身につけておきたいことである。

二つ目は、他者とのコミュニケーションの円滑化である。認知リハビリの課題でもあるが、簡単に身につくものではない。上司や同僚への要領を得た手短かな報告やお客さんへの的確な対応を、模擬演技（ロールプレイ）をくり返すことによって身につける。会話の際の言い回しなどについて気になる点があればそのつど指摘する、といった働きかけにより徐々に改善することも不可能ではない（クリニックでは、電車の車掌、学校教師に復帰する人に皆の前で演技してもらい、職場に戻った人もいる）。職場における意思疎通が難しいことが退職のきっかけになることは多く、大切なことである。

青少年時代に発症（損傷）した若年の高次脳機能障害の場合、就労への動機付けが大切である。本人は、何のために働くのか何のために働く準備をするのか、理解していない場合も多く、途中で就労訓練を中断してしまう原因になりやすい。働くことの意味や働いた場合の具体的生活の様子を本人に伝えておくことが必要である。一日の生活のリズムを崩してしまっている人も多く、就労の前提として起床や就寝の時刻、睡眠時間の調整を改めて必要とする人も多い。種々の職能訓練や求職活動の前に、やらなくてはいけないことは数多い。

(5) 小児期・学童期の支援

成人（二〇歳以上）の高次脳機能障害と違い、一〇代前半の小児期・学童期の同障害の場合、支援の点において考えなくてはならない二つのことがある。一つは障害児本人の問題であり、もう一つは児童の両親（家族）の問題である。まだまだ取り組み始めて間がなく、これからの課題とも言える。それだけに支援法に期待される部分も大きい。

原因としては、小児期・学童期に生じ易いウィルス性脳炎、急性脳症（インフルエンザ脳症）、交通事故や溺水によって生じる外傷性脳損傷（ＴＢＩ）や低酸素脳症がある。脳動静脈奇形やもやもや病（頭蓋内脳底部の主幹動脈、多くは内頸動脈の狭窄・閉塞によって血流が途絶え、代償性に異常な側副血行路が形成される。脳血管撮影上「もやもや」した血管網がみられる）が原因で生じる脳血管障害（脳出血、脳梗塞）もある。最近は、児童虐待や「乳幼児揺さぶられ症候群（ＳＢＳ）」によるＴＢＩも問題になっている。

この時期の最も大きな特徴はいまだ発育段階であり、全ての能力が完成されたものではない。これから獲得されていくであろう能力もあるはずだが、多くはそれが失われることになる。逆にその後の脳の発達（一八歳に至るまで可能とされる）により修復される能力もある。その結果多彩な症状が出ることになり、きめ細かな経過観察を必要とする。

急性期の救命医療や身体的リハビリが終了し一定の自立が可能になった段階において、多くが医療的ケアより外されてしまう。それは、学童期の高次脳機能障害を診る（診察、診断、リハビリなど）医療機関が極めて限られている現実からきている（全国で、神奈川県および千葉県リハビリセンター、所沢の国立リハビリセンターの三カ所とされる）。

その結果、専ら教育機関（本人が通っていた小学校や中学校）での指導に委ねられる。ところがそこに専門家がいるわけでもなく（ＡＤＨＤやＬＤ＝学習障害などに関する専門家がいる学校はある）、担任の先生の献身的努力に頼っているのが現実ではないか。復職と違い、発症から復学までの期間は比較的短い（多くは一年以内に元のクラスに戻ることが多い）。そのため児童にとっては様々な課題を抱えながらの再通学となり、その意味で学校生活そのものがリハビリと言えよう。

本人は復学後授業についていけなかったり、友人関係においてつらい思いをしている可能性も高い。精神不安定になり問題行動を起こす児童もみられる。困り果てた教師は医療機関へ相談し、抗うつ薬や精神安定剤の内服のみで解決しようとする場合も少なくない。本来は教育機関と医療機関との協力体制が築かれ、一人ひとりの児童の成長過程を丁寧にフォローしていくことが大切である。せめて高校を卒業しなんらかの形で社会参加するまで、父母と共に教育・医療機関が協力して対応していくことが不可欠と考える。

「子どもの高次脳機能障害」について、二〇一八年八月奈良脳外傷（現在、高次脳機能障害）友の会（「あすか」）主催の「奈良高次脳機能障害リハビリ講習会」において講演された栗原まな氏（神奈川県総合リハビリセンター小児科部長）の話が参考になる（「あすか」は二〇〇五年以来毎年講習会を開催しており、そのたびに講習の内容を掲載したパンフレットが作成され、高次脳機能障害を学ぶための最良のテキストになっている）。

栗原氏は講演において、子どもの高次脳機能障害は大人と比べ予後が良いかというと必ずしもそうではなく、いずれ社会に出た時を想定して教育・支援を行いリハビリをしていく必要があると主張している。その上で以下のような点について指摘している。

①発達障害、特にADHDと子どもの高次脳機能障害には重なる部分がある。ただ異なる点もあり、後者には一日の中であるいは日、週、月の単位で症状が違うことがある。回りはふざけているのではないかと誤解しやすい。認知障害や感情コントロール障害など複数の症状が重なり合う。また子どもによって症状が異なる。両者を見分けることは学校においても重要である。

②全国的に発達障害が約一〇〇万人に対し、子どもの高次脳機能障害は五万人程度とされる。よって後者のみの支援策に取り組むより両者は一緒に支援されるべきである（二〇〇五年四月に成立した「発達障害支援法」に関する「文科省・厚労省通達」でも、「脳外傷や脳血管障害の後遺症が、心理的発達や小児・青年期の行動・情緒障害を伴うものである場合においても、法の対象とする」とされている）。

三五名の幼少期高次脳機能障害を負った事例を紹介する中で、特に軽度から中等度の二二名について、社会に出ることで様々な問題を抱えている、すなわち大人になった子どもたちの同障害は、大人になって同障害を生じた人たちと同様な問題を抱えていることを報告している。両者は同じように診てもらえばいいと結論づける。

実はクリニックでも小中学校の児童で相談を受けた際は、「基本的に学校での生活を大切にし、担当の先生に十分な理解の上見守ってもらいながら過ごす」ようアドバイスしている。その上で、「高校を卒業し社会に出るようになった頃に、本人に対し認知リハビリへの参加を勧め、就労のための準備をしていきましょう」と促している。それは栗原氏が強調される学校の先生たちに高次脳機能障害について十分知ってもらうことが前提であり、今後の課題といえよう。

次に家族の問題がある。栗原氏も講演の中で、看護学校の教科書に出ている家族による「障害の受容」の図（発達障害より後天性障害の方が、「ショック」や「否認」の程度が大きく持続期間も長い。「悲しみと怒り」の程度は同様だが期間は長い。いずれ「適応」の時期が訪れ、「再起」に至るまで長い時間が経過する）を示している。その上で、「再起」の一番のきっかけは他の障害児の家族との触れ合いであることを経験的に示し、当事者・家族の会の存在の重要性を訴えている。

思いもしなかった交通事故によるものであれ、脳に生じた病気によるものであれ、共に過ごしてきた家族の苦悩は計り知れない。家族はこれまでの生活を少なからず破壊され、深刻なストレスを抱えるに至る。学童期にあってまだ依存状態にある児童の場合には、特に両親の負担が大きい。

高次脳機能障害者の家族への援助について考える時、家族は本人の回復を支える重要な存在であり、いかに理解しどう対応すればよいか助言を必要としていることと、家族自身が精神面や生活面のケアを必要としていることとの、二つの側面を考慮していく必要がある。同障害に関しては専門的な相談機関の体制が十分には整っていないため、的確なアドバイスを受けることが難しく、家族の役割としてどうしてやることが最善なのか分からないまま対応を強いられることになる。変わってしまった本人をどう受け入れ対処していけばいいのか、特に初期段階での家族の戸惑いは大きい。

事故や暴力事件によって障害を負った場合には、家族は被害者感情をも抱えることになる。加害者に対する強い「怒り」は当然の感情であるが、他の様々な感情に比べより激しい感情であるためコントロールすることが難しく、心身を相当に消耗させることになる。両親はその上に、回復に向けての援助、治療機関や学校への援助を求めての調整、さらに後遺症認定や裁判に向けての手続きも同時に行っていかなければならず、そのために生じる労力、精神的負担は計り知れない。

脳の障害であるため状態が見えにくく評価基準も確立されていないために、被害や苦労の正確な評価が受けられず、十分な社会保障すら得られない。家族は本人の回復だけを望み、取り組みたいと思いながらも、社会的に守られていない状況であるために、不安ともどかしさから精神状態は常に揺れ動いている。このような家族自身の精神的負担を理解したり和らげる必要がある。

私はこれまで、交通事故や暴力事件（学校での友人同士の諍《いさか》いなど）によって障害を負った青少年の裁判に関し助言を求められた時、三つの点から本人のみならず家族への何らかの補償が必要な旨主張してきた。しかし現実には、裁判の判決文において「家族に対する責任」について述べられた事例は知らない。

第一に家族は、事件後変わってしまった本人に対しショックを受け、受け入れ難かったり否認したい感情、どうしてこうなったのかという怒りを抱きながらも、一方では受け入れざるを得ない現実に突き当たる。一連の過程は家族に対し耐え難いほどの格闘を要求する。時にはうつ的になったり自分たちを責めたりする。当事者本人のみならず他の家族に対しても多大な精神的変化を与え、それは日常生活においても影響を与えずにはおかない。

第二に、変わってしまった本人とどのように接したらよいのか、悪戦苦闘しているのが現実である。我が国において、交通事故や暴力事件による頭部外傷は戦後絶えることなく続いてきたが、被害（災）者（本人・家族）に対する十分なサポートシステムはいまだ確立されていない。被害を負った家族は、自分たち自身で医学的・社会的知識を獲得しながら、本人を支えていかなくてはならない。そのことは両親にとっても至難の業であり、前人未到の試みである。

第三に、現在の状況に対する不安や戸惑いもさることながら、将来に対する不安はさらに深刻である。成長期に頭部外傷を生じた本人は、それまでに獲得した能力の喪失はもちろん、これから獲得するはずであった人間的成長や、二〇歳前後で獲得すべき社会性も十分に身に付かないまま社会に送り出されることになりかねない。家族にとって、二〇代になった青年を、事故（事件）が起こった年齢のまま成長がストップした状態で、社会に送り出すことの心配は想像に難くない。それこそ夜もおちおち眠っていられないほどの不安に苛《さいな》まれることになる。

（6）ケアラー（介護者）問題

二〇二三年四月〜一二月の九カ月間にわたり、月一回、大東市のB型事業所「ギフト」の場をお借りし、「高次脳機能障害支援法」制定へ向けた学習会を開催した。同障害に関係する多面的内容（原因・症状・対処法、評価法、リハビリ、心理上の問題、就労、自賠責・労災保険、グループホームなど）について、当事者や専門職からの話をお聞きし共に討議した。毎月休まず参加する家族が複数存在した。それぞれ当事者の妻だったり、母である方が多かった。そこで皆さんが求めるのは、「高次脳機能障害はいかなる状態であり、どのように接したらいいか」ということである。同障害の症状について知っていただきたい内容は、第四章の2（1）③で一部紹介した。

ここで問題にすべきは以下三点である。まず、第一章で述べたように多くの高次脳機能障害が社会的要因によって生じた障害でありながら、急性期、リハビリ期を過ぎ在宅生活を送る本人を一〇〇％介護するのは家族（主には母や父、妻や夫）だということである。そのために仕事をやめざるを得ない人も出てくる。趣味や旅行、人生の楽しみの多くを断念しなくてはならない人もいる。

自宅で過ごすことの多くなった当事者は、高次脳機能障害も影響して高まる怒りを、長い時間を共に過ごすことになる家族にぶつけやすい（自分より「弱い」立場の人へ矛先が向かうことが多く、それは母や妻であったり、妹や弟、時には幼い子であったりする）。家族としては何が原因で本人が怒っているのか分からないことも多く、精神的ストレスは増す一方である。こうして本人との距離が知らず知らず遠ざかってしまうことが多い。

その点において最も深刻なのは妻の立場に立つ人たちであろう。最悪の場合、別居・離婚に至るケースも多いからである（本書の「はじめに」で紹介した三池炭鉱爆発事故後も、被災者の家族が破綻に至った例は数多くみられた）。夫が高次脳機能障害を負った場合の妻の立場は極めて困難な状況に置かれる。

何よりも経済的問題が大きくのしかかる。また本人の幼児性のためにささいなことで子どもに暴力をふるったりすることがあり、幼い子どもたちを守るために遠ざかる必要も出てくる。妻はそのような苦労を夫の父母や兄弟姉妹に訴えようとするも、相談相手になってもらえないこともある。偶《たま》の法事の際などの本人は意外にしっかりしていることも多く、妻の方が考え過ぎとされ、必ずしも義父母が良き理解者でない場合もある。

そのような時、同じ悩みを持つ者同士としての「妻の会」は何よりも強い心の支えになる。私が直接話をお聞きした札幌の〝コロポックル〟の「妻の会」は、二〇〇五年以来定期的にランチの会をしたり、宿泊会を行うことで親睦をはかっているとのことであった。二〇〇九年五月に発行された『コロポックル10周年記念誌』上に、会員の藪中《やぶなか》弘美さんの六年間の記録が掲載されている。

その後「妻の会」は「ポロミナ」(アイヌ語で「大きく笑う」の意)と命名し、二〇二〇年には『私の夫は高次脳機能障害です』を発刊した。同書には「ポロミナ」代表の藪中さんにより、「軽度」の人ほど困り事が多いにもかかわらず、軽度であることで回りの人に困っていることが伝わらない現状(特に親戚などでたまに会う人)、妻が介護するのは当たり前との見方が根強く、妻自身押しつぶされそうになる(うつ状態になる人も)、収入の激減により家のローンや生活費の捻出が難しいなど、「妻の会」ゆえの悩みが綴られている。数々の事例が紹介され対処法が専門家より述べられていることから、全国の同じような立場に立つ人々の良きバイブルになると思われる。

ケアラー問題のもう一つは、家族がよく口にする「高次脳機能障害の症状は分かりにくく、共に生活するのに戸惑うことが多い」ことである。家族としては発症(損傷)前の本人のことはよく覚えており、一~二年経過するとその状態に戻ってくれるものと思っている(望んでいる)。そのため二年近くの間我慢して待ち続けることも多い。しかし待てど暮らせど本人の状態は思うように良くなってくれない。かえって二次的変化として多彩な精神症状が加わり深刻化し（第三章の2に詳述）、家族にとってはますます本人の精神（心理）状態が分からなくなる。

最も良き相談相手になってくれるのは、本人が通う医療機関の担当医師であるはずなのだが、医師は急性期の生死の境を彷徨《さまよ》っていた時のイメージが強いだけに、「命が助かっただけでも幸運と思ってください」「日常生活が送れているだけでも御の字」「いろいろ困らせているのは元気になった証拠」として、家族の悲痛な叫びに耳を傾けない場合が多い。何よりも一回一〇〜一五分程度の限られる外来診療の中で、家族の困り事に逐一耳を傾けるほど余裕のある時間をとることに無理がある。

たびたび受ける相談で以下のようなことがある。リハビリ病院より自宅へ戻って間もない頃、本人の精神状態が尋常でなくなり、暴言・暴力が激しく、事故（発症）後初めて生活を共にする家族としてはどのように接したらいいのか皆目見当がつかず戸惑うことが多い。家族から必ず望まれるのは、「どこか精神科の病院でもいいから預かってもらえないだろうか」ということである。

そのような時私は、「今はちょうど『通過症候群』といって、脳が元の状態に戻っておらず最も混乱している時です。この時期をしばらく我慢して乗り越えましょう」と助言する。一〜二種類の精神安定剤を使い、数カ月後に幾分穏やかになった本人を前に家族から聞かれるのは、「あの時精神科病院に入院させなくてよかった」という感謝の気持ちである。

医師は時間的制約から自らが相談相手になれない分、高次脳機能障害を理解する療法士や臨床心理士にバトンタッチし、定期的カウンセリングの時間を保障する診療義務を有しているのではないだろうか。家族にとって悩みを一定期間毎に聞いてくれる場があり、何か一つでも納得できる回答が得られれば、それだけで介護者としての重荷が一つ減ることになる。

三つ目に介護者の健康問題や老いの問題がある。一般に、本人が二〇代、三〇代で発症（損傷）した時、両親は四〇～五〇代に達している場合が多い。それから一〇年、二〇年の闘病生活が続く間、父母は五〇～七〇代にさしかかってくる。その時父母にとって最も深刻なのは、自らの病気や死の問題である。

二〇〇九年秋、大阪府と「頭部外傷や病気による後遺症を持つ若者と家族の会」（「若者と家族の会」）による、府内の遷延性意識障害者四一名と高次脳機能障害者九二名に関する実態調査が実施された。当時介護者の平均年齢五五歳で、介護者が病気や死亡によって介護できない場合、代わりになる人がいると答えたのは二割であった。

クリニックが始まって二十数年、初期の頃より通院・相談を受けている方々は全体の二割近く存在する。多くの家族が持病を発症したり、認知症を患ったり、既に死亡した方も存在する。かろうじて兄弟姉妹が面倒を看ている事例、一人暮らしとなり行政に世話になっている事例もみられるが、多くが綱わたり状態と言えよう。

以上三点より導き出される結論は、高次脳機能障害者の介護は決して家族（特に両親）に任されるのではなく、「社会的に看る」という点に尽きる。

二〇二四年春『ケアリング・デモクラシー――市場、平等、正義』（米政治学者ジョアン・トロント著）が出版された。ケアを「人類的な活動」とし、誰もが「依存せざるを得ない存在」として、「民主的な関心事の中心にケアを置く」考え方とされる。ケアを社会化・市民化・政治化していこうとの呼びかけと受け取れる。第二章4で紹介した「第5の柱」（斎藤幸平氏）としての「エッセンシャル・ワーク」（ケア労働）の重視と共通する見方であろう。

現在三六歳の重度心身障害の娘を持つ児玉真美氏（広島・呉在住）らが取り組まれている「日本ケアラー連盟」（二〇一〇年設立、事務局東京・新宿）がある。ケアラーが有する課題を明らかにし、健康や生活・人権を守り、持続可能な社会をつくっていく、そのために「ケアラー支援法・条例」の制定を進めている。

児玉氏がかつて私に語ってくれたことが、二〇二一年二月発行の『訪問看護と介護』（医学書院）に「障害者の親の声――1人の『人』として語らせてほしい（『役割』『機能』ではない見方で）」と題して書かれており、一部を紹介する。

「印象に残っているのは、市役所へ電話したときのことです。当時（一九九〇年頃）、私は大学で専任講師をしていたのですが、その両立が大変だったため、勇気を出して相談しようと思いました。しかし、電話口で『その子どものお母さんは？』と尋ねられたので『私です』と答えると、『普通は子どもに障害があったら、お母さんが面倒をみておられますよ』と叱られて終わり。……子どもに障害があると、その母親は『働いていない』ことが医療の世界でも福祉の世界でも当たり前の前提とされていました。結局、私は天職だと思っていた仕事を手放さざるをえませんでした」

児玉さんの三十数年前の苦い体験は、今でもそれほど変わっているようには思えない。

(7)「親亡き後」

クリニックにおいても、主たる介護者の父母が病気がちになったり亡くなったりしたために、本人の面倒を看られなくなった事例が十数例存在する。両親より「今後どうしたらいいでしょうか」と相談を受けることも多くなった。そういう時期がいずれやってくると思っていたが、ここ五年間ほどその傾向が顕著に現れてきている。こうして親が老いた後あるいは「親亡き後」、考えなくてはならない本人の住居や食事、生活、就労の場確保の問題がある。

当面の課題としての住居については、親がいずれ老いたり亡くなったりして本人と共に生活することができなくなった時のことを考え、一人で生活できる体制の確立や施設への入所、当事者同士による共同住宅の確保、グループホームの設立を考える必要がある。

二〇〇九年六〜七月、日本脳外傷友の会（当時）が中心となり、全国の会員一七〇〇名に対し郵送による「日常生活上の実態」に関するアンケート調査が行われた（神奈川脳外傷友の会機関誌『ナナ』二〇一三年一〇月号上の、神奈川リハビリテーション病院瀧澤学氏の報告参照）。特に友の会「ナナ」への「一人暮らしを考える」調査は、当事者一四二名、家族一二四名より回答が得られた。「現在の生活場所」としては、九割が自宅にて家族と共に暮らしていた。

「家族がいない場合、本人の生活が可能な場」については、半数の家族がグループ（ケア）ホーム・入所施設と答えたのに対し、当事者の七割が自宅での生活を希望した。関係する質問項目において、日常生活上の自立はできているが、関連する動作（交通機関利用、金銭管理、契約行為など）については、家族の方が介助の必要性を感じている。当事者の側に症状や病識の欠如がみられることも、アンケートの結果を左右していると考えられた。定期的見守りと必要な時臨機応変に対応できる支援者が必要と考えられ、その点については当事者・家族ともに一致していた。両者のニーズを満たす住居（施設）にあたるのはグループホームではないかと考えられた。

高次脳機能障害者向けグループホームは、二〇〇五年六月「地域で働き地域で暮らす」を合言葉に、豊橋の当事者・家族の会「笑い太鼓」によって「パークサイド」が全国で初めて設立された。その後大阪（豊中）において、工房「羅針盤」が「らしんばんの家」を設立した。二四年六月、前欄で紹介した大東市における学習会の一環として、「らしんばんの家」について説明が行われた。

「羅針盤」は一九九八年高次脳機能障害に特化した作業所として七名の利用者で出発した（現在第二工房もあり一六〇名が利用）。活動の過程で重要な課題になったのが、利用者にとっての住まいであった。いつまでも親と一緒というわけにもいかず、かと言って一人暮らしまでは踏みきれないのが実情だった。ちょうど二〇一二年度の「大阪府高次脳機能障がい者社会復帰支援事業」として、大阪府内四圏域（豊中、堺、河内長野、高槻）にそれぞれ約六七〇万円、計二六八〇万円のグループ（ケア）ホーム設立のための補助金が用意された（補助金は堺のなやクリニックが設立した「堺脳損傷協会」や「若者と家族の会」からの助言を受けた府が国に働きかけ獲得した)。

いざとなると場所の確保が大変であった。住宅街に空き家は多いが、「障害者の施設は控えてほしい」との地域の声が多かった。それでも二〇一二年一二月、ついに「らしんばんの家」は七名の入居者でオープンした。スタッフの人材育成も大きな課題であった。ユニークな点は、スタッフ九名中四名は非常勤として高次脳機能障害当事者を採用した。当事者同士支え合う関係が成立し、しかも「就労」の道を拓いた。

ホーム運営の過程で問題になることが三点あった。一つは「建築基準法」の壁であった。本来災害や火災との関係で、不特定多数が住む一〇〇㎡以上の建物の場合既存の民家は利用できず、土地の安い人里離れた場所に新築する必要があった。この点について豊中市や大阪府と交渉し、実情に見合った法整備を要望した。

二つ目に施設設立の過程で地域住民の反対運動があり、計画が頓挫したり譲歩を余儀なくされることが多々ある。住民側としては「施設やホームの必要性は理解できるが、ここでないといけない理由が分からない」ということであり、絶え間ない啓発活動が必要だった。この点においては、二〇一四年一月に批准された「障害者権利条約」において、高齢者・障害者施設の設立の権利が認められている(二〇一四年七月、一般住民が入居するマンション内で運営されているグループホームの立ち退きを主張した管理組合に対し、ホーム継続のための和解提案が大阪高裁においてなされた)。

三つ目は、医療的ケアが必要な重度の障害がある人用のホームが少ないことである。スタッフの中に医療従事者を雇うほどの予算はなく、日常的なケア（例えば、インシュリンの注射、てんかん発作時の対応など）は困難であり、薄氷を踏む思いで看ているとのことであった。

この間、民間のグループホームの数は増加傾向にある。二〇二三年における身体障害児・者：四三六万人、知的障害児・者：一〇九万人、精神障害児・者：六一五万人の計一一六〇万人とされる。グループホームの数は一万四〇〇〇カ所あり、一七万三〇〇〇人の障害者が利用している（一五％近く）。問題はホームの四分の一は営利法人の運営によることである。その結果ややもすれば営利主義に陥り、人材の研修などが徹底されていない（二四年六月、全国で約一〇〇カ所のグループホームを運営する「恵」が、不正請求や食材費の過大徴収を摘発され、厚労省により事業の取り消しを命ぜられた）。

4　高次脳機能障害研究・治療・リハビリセンターの設立

(1)「広大な宇宙」としての脳に生じた障害

私たちにとって脳とはなんだろうか。それは単に人体の最上部に位置し、固い頭蓋骨に周囲を囲まれ、脳脊髄液に浸された重さ一四〇〇グラム前後の一臓器に過ぎない存在であろうか。この一臓器が、私たちの生まれて此の方数十年間の存在を形造っている。幾多の思い出が詰まり、豊富な経験が蓄積し、現在の自分を確固とした存在にしている。過去から現在のみではない。これからの未来も、脳によって大きく左右されている。

私個人だけではない。脳は、個人と個人、個人と集団、集団と集団の関係を形成し、育むことに一役かっている。脳がなければ、人と人の互いのコミュニケーションは交わされることもなく、一人ひとりが別々に孤立した存在として生きていかなければならない。そもそものような存在としては生きていくこと自身が難しい。

一四〇〇ccの容積を有する脳には、私たちが生物として存在した、特に哺乳類として生存して以降約二億年余りの歴史が刻み込まれていると言われる。脳が司《つかさど》っている聴く力、視る力、直立二足歩行、手指の細かな動き、話し聞く能力、コミュニケーション機能、そして数を数えたり物事を考える能力、全てが永い悠久の歴史の賜《たまもの》である。

気の遠くなるような年月を経てでき上がった脳は、約二〇〇億個の神経細胞（ニューロン）によって構成されている。個々のニューロンから発生する神経線維が互いに交わる接続点（シナプス）は、一個のニューロンにつき一〇〇〇〜一万カ所とされる。二〇〇億の細胞がそれぞれ一万個近くのシナプスを有することになる。この天文学的数字を一つの物体（現象）として表すならば「広大な宇宙」に例えることができる。

それは「宇宙」であるだけに無限であり未知の領域である。まだまだ分からない、説明のつかない、発見されていない分野が無数に存在する。その領域に生じた障害（ダメージ）を正確に証明することは困難であり、なぜそのような障害が生じているのか分からないことも多い。いかにすれば良くなるのか、皆目見当もつかない。

医学（医療）の分野には、脳の障害とされるものが稀なものまで含めると無数に存在するが、「高次脳機能障害」もその一つである。脳神経障害の中では比較的頻度の多い部類に入るだろう（全国民の〇・四〜〇・五％）。二〇〇人から二五〇人のうち一人が悩まされている病態について、私たちは手を拱《こまぬ》いて放置していいのだろうか。何か手を打つべきではないだろうか。打つべき手、その一つは研究・治療・リハビリセンターの設立であろう。その名の通り、研究と治療及びリハビリが統一して系統的に実施される施設である。

まず研究について。高次脳機能障害が生じるメカニズムの解明が必要だろう。同障害については既に数々の専門書が出版されており、病態や症状、画像診断、対処法について様々な観点より解明・解説が試みられている。しかし後述するＭＴＢＩのように、いまだ謎と言える部分も残されている。さらに臨床の現場に応じた解明が試みられなければならない。

その上で、個々の事故（事件）においてどのような機転で高次脳機能障害が生じたのかの解明も必要であろう。事故に遭った人の全てに同障害が生じるわけではない。生じる人、生じない人、何が違うのか。どのような状況の中で頭部にダメージを受け同障害に結びついたのかが解明されることは、多発する学校での柔道クラブやアメリカンフットボールなどのスポーツ事故、あるいは(4)で述べる自動車の構造上の問題に何らかの示唆を与え、事故の予防に結びついていくのではないだろうか。

高次脳機能障害という一障害を通じて脳そのものの解明を進めていくことは、同障害以外の幾多の脳神経疾患の解明にも繋がっていくであろう。脳とは、人体内の一臓器に留まらず、社会的拡がりを持つ組織である。従って脳の疾患にメスを入れることは同時に社会にメスを入れることにもなり、脳の研究はイコール私たちが暮らす社会の研究になることは間違いない。

そのいい例として高次脳機能障害当事者の認知リハビリを通じて感じる疑問がある。一部の人たちは脳卒中や脳外傷の発症以前から、他人との的確なコミュニケーションがとれていなかったのではないかとの疑問である。その言動の中に以前の元気な頃より持ち続けてきた表現の不的確さが浮き彫りになることがある。病（受傷）前より獲得されていなかった表現力をリハビリで培うのは至難の業《わざ》である。的確な表現力を持ち合わせていた人はリハビリもスムーズに進み、比較的早い段階で就労（学）など社会生活への復帰が可能になることが多い。何人も脳卒中や脳外傷に遭う可能性はある。その時のためにというわけではないが、教育現場であるいは家庭において、幼少期から正しい言動を教え日頃から用いる努力を是非実行してほしい。このように、医療以外の分野に目が向けられることもある。

次に治療である。高次脳機能障害そのものを改善するための治療（薬物や外科的）は無いと言わざるを得ない。昨今生物化学技術の発達が薬物の開発にも波及し、再生医学や遺伝子操作の応用も試みられている。しかしいずれも同障害の改善にはほど遠い状態である（二〇二四年六月の新聞紙上において、脳損傷後の運動麻痺に対する再生医療薬品について、製造販売承認は了承されるも出荷は認められず、出荷後も当面臨床試験扱いとされる、との報道がなされた）。

一方、高次脳機能障害に伴う多様な精神症状（第三章で詳述）に対し、様々な医療機関において多彩な対症薬物療法（症状を軽減するための薬物治療）が試みられている。中には不適切治療がなされることでかえって症状を悪化、複雑化させ、治療がより困難になってしまっている場合も多い（複数の医療機関より十種類ほどの精神作用のある薬剤が処方されている人もいる）。

精神症状の一つとして「うつ状態、意欲低下、不安」（「無欲な状態」）がある。「不安」が軽い場合クロチアゼパム（リーゼ）、重い場合エチゾラム（デパス）を使用する。抗うつ剤としてはスルピリド（ドグマチール）が無難であり、「うつ病」に利用されるＳＳＲＩ（ルボックス、デプロメール）はかえって副作用が出現する場合もある。

反対の「易怒性、イライラ感」（「攻撃的状態」）に対して、まず試みているのは抗てんかん薬のバルプロ酸ナトリウム（デパケン、セレニカ）、クロチアゼパム（リボトリール、ランドセン）である。これで十分な場合もあるが、中には眠くなったり、抗てんかん薬ということで拒否感を示す人もいる。その場合漢方薬の抑肝散（陣皮半夏）、四逆散を使うこともある。

リハビリには、認知リハビリ及び日常生活復帰訓練、そして社会復帰（就労）訓練がある。認知リハビリについては第四章２の(1)②に記した通りであるが、個別対応のリハビリと集団リハビリ（グループ訓練）があり、個人によってあるいは症状に応じて使い分け、最も効果的な方法を新たに創り出すのも認知リハビリの研究の目的である（高次脳機能障害は個人の数だけ症状があるといわれるほど多彩であり、最も有効なリハビリの方法も一人ひとり違ってくる）。

個別療法（ＯＴやＳＴによる一人四〇分間程度の一対一のやりとり）の中で、神経心理学的評価の実施は不可欠である。高次脳機能障害に対して有用とされる検査としては、知的機能全般（ウェクスラー成人知能検査）、注意力（仮名拾いテスト、トレイルメーキングテストＡ・Ｂ）、記憶（リバーミード行動記憶検査、ウェクスラー記憶検査、三宅式記銘力検査）、遂行機能（ＷＣＳＴ）などであるが、他にも多数存在する。実施することで本人に心理的負担を与えてしまうことになり、何を最も実施すべきなのか研究の余地がある。また、実施する頻度も問題になる。どの程度の年月に一度実施すれば、本人の同障害の程度が効果的に判明可能なのか、これも研究する必要があろう。

グループ訓練については、既にニューヨーク大学ラスク研究所の Ben Yishay 博士らによる取り組み（一クールは一日五時間、週四日で二〇週間、八名の専門スタッフで取り組む。二クール受ける場合もあるが、費用負担が一クールで六〇〇万円必要）の実績があり、日本にも導入されたことがある（東京医科歯科大学における橋本圭司医師らによる「オレンジクラブ」の取り組み）。Yishay 先生が橋本医師に語ったグループ療法の基本として、「ゴールを明確にする」「お金を払う」の二つが大切とされている（二〇二一年一〇月、「奈良高次脳機能障害リハビリ講習会」における橋本氏講演より）。

この二つに関して日本ではどうかと言うと、まず費用については、多くが健康保険を用い公的援助を受けている人が多いため費用的負担は少ない。中には自動車（労災）保険により全てカバーされる場合もある。それに対し、リハビリのモチベーション（動機付け）を上げるためにはそれなりの費用負担が必要というのがアメリカの考え方のようである。

もう一つの「ゴール」については、クリニックにおいてもグループ療法における「約束事」にしている。しかし現実的には、半年から一年で療法を終了し社会復帰（就労）できる人は数えるほどしかいない。ゴールを定め期間を限定するためには、認知リハビリ後の次のステップが用意されていなくてはならない。現在の実状ではまだまだである。

こうしてグループ療法に関しても、方法、期間、ゴールの設定、スタッフの育成など、研究の余地は様々残されており、これもセンターの重要な目的の一つである。特にアメリカと違い国民皆保険という制度下において、また自動車（労災）保険との兼ね合いで、どのようにやっていくのか、日本的モデルの早急な開発が求められる。

日常生活復帰訓練について、高次脳機能障害の場合ＡＤＬ上は自立していることが多い。このことが「障害はない」「良くなっている」と回りから誤解を受けやすい理由となっている。しかし日常生活から一歩外に出ると、買い物一つでも品物が選べない、支払いがスムーズに行えないなどつまずくことは多い。ましてや、公共交通機関の利用、銀行での金銭の出し入れ、品物の注文や制度上の手続き・契約など、自立しなければならない課題は多い。そのようなことについても、施設内に仮の街を設定し、ロールプレイ形式で訓練することが可能ではないだろうか。

高次脳機能障害の場合も、多くの人が切望するのが、発症後一定期間が経過した際の運転免許証の再交付である。本格的に日常生活を再開するにあたり、「そろそろ自分で運転を……」との話が出てくることは多い。公共交通機関の利用が難しい所に住んでいる場合なおさらである。再交付にあたり、公安委員会より本人に医師が作成する診断書が渡される。私の場合、一定期間（一年以内が多い）の期間限定付きで「可能」の欄に丸をし、十分注意して運転の上一年後に見直す予定にしている。

その上で本人は再度教習所で教官の指導の下、路上運転などを試み運転技術をチェックしてもらう。以上の点についても、センター内に運転用（ドライビング）シミュレーターが設置され模擬的運転が可能であれば、リハビリの段階で運転免許証の再交付に関連する準備が可能になる。

社会復帰訓練に関しては、本章3の(4)に記したような就労準備のための訓練がセンター内でも可能となるよう、障害者職業センターとの密な連携が構築されることが重要である。また受け入れる一般企業との連携関係も必要になる。

(2) 軽度外傷性脳損傷（ＭＴＢＩ）の解明

「広大な宇宙」たる脳の障害の一例として軽度外傷性脳損傷（ＭＴＢＩ）の存在がある。従来高次脳機能障害は「脳の器質的病変」が原因となって生じるとされてきた（厚労省による「高次脳機能障害診断基準」）。しかし必ずしも「病変」が証明できない受傷によっても同障害が生じている事実が散見されるようになってきた。私が二〇一九年末までに相談を受けてきた七〇〇名余りのＴＢＩ中ＭＴＢＩにあたる方が約二割に達し無視できる数ではないため、二〇二〇年に『見えない脳損傷　ＭＴＢＩ』（岩波ブックレット）を出版し、世の人々に脳の不思議さについて警告した。

その後も自賠責（労災）保険の等級認定の現場や任意保険をめぐる裁判の場において、あい変わらず「器質的病変」の存在が不可欠とされ、毎年発生しているであろうＭＴＢＩの人々はほとんど何の保障もないまま、その後の人生を送らざるを得なくなっている。このような人たちが全TBI中一割から二割発生している事実について解明するのも、センターの重要な役割である。

まず「MTBI」とされる人々の経過観察が重要になる。自賠責保険や裁判上、高次脳機能障害を否定する根拠として必ず持ち出されるのが、「従来からの精神状態」であったり、「PTSD」であったり、事故（事件）そのものに伴う精神上の変化であったり、挙句の果ては「詐病」であったり様々である。その見極めが唯一可能な方法は、個々人が二〜三カ月間センターに入所している間に、その言動やリハビリの反応をみることであろう。

その上で「MTBI」の契機となった事故の状況を詳しく再現することも必要であろう。様々な機転が想定され、物理工学の専門家も交えながら、実際に事故の状況をシミュレーションし、どのような原理で個人の脳にエネルギーが及んだのか解明することは、後述する「事故に強い車」の開発に役立つかもしれない。

ここで役に立つのが、二〇〇九年二月の『毎日新聞』紙上において五回にわたり連載された「テロとの戦いと米国――見えない傷」である。二〇〇一年九月の米国における「同時多発テロ」に対するブッシュ（ジュニア）政権による報復のために、〇三年三月以降イラクやアフガニスタンの戦地へ派遣された米兵で、直接頭部の損傷を受けたわけではないのに、本国への帰還後著しい記憶障害や注意・集中力低下、感情コントロール不良をきたした人が二万二〇〇〇人に及んだ。当初は麻薬中毒や戦争に参加したためのPTSDや戦争神経症とみなされていた。

彼らに共通しているのは、戦場においてヘルメットや防護服で身を被《おお》い、武装勢力の爆弾攻撃を受け爆風に晒されたことだった。大規模な調査の結果、（超音速の）爆風に伴う衝撃波（圧力変化の波）による外傷性脳損傷（ＴＢＩ）と診断された。爆風によるＴＢＩに対し、ヴァンダービルト大学医療センター（テネシー州）を中心に専門的研究・治療（薬物、リハビリ）が進められた。画像や各種検査によるメカニズム解明により、「爆風が体を直撃すると、その運動エネルギーが血管を振動させながら急激に脳に達して神経細胞を破壊」と理論化された。

米国においてはこういう状況の中で動きがあった。二〇〇七年七月、帰還兵の団体「真実のために団結する帰還兵」が退役軍人省を相手取り、ＴＢＩやＰＴＳＤに対する適切な障害認定を求めてカリフォルニア州連邦地裁に提訴した。裁判の過程で同省は改善の必要性を認識し、ＴＢＩと障害認定した帰還兵三万二〇〇〇人に対し認定ランクを上げる方向で見直すと通知した。「精神的な問題」とみなされたケースも考慮されることになった（二〇一〇年二月一八日付『毎日新聞』）。戦争が契機になっているとは言え、「見えない脳損傷」について科学的追及が行われる研究機関の存在は、日本も見習わなければならない。

次に画像所見の問題がある。ＭＴＢＩは「画像上異常が認められない」すなわち「脳の器質的病変の存在」が確認されないことをもって永続的な高次脳機能障害は生じないとされている（厚労省診断基準）からである。近年ＭＴＢＩに関し、ＭＲＩの拡散テンソル画像（ＤＴＩ）によるファイバートラクトグラフィー（ＦＴ）上の神経線維描出不良、脳のブドウ糖代謝（ＦＤＧ－ＰＥＴ）研究における両側前頭前野内側から背外側の糖代謝低下、神経細胞の分布を画像化するイオマゼニルSPECTによる損傷の証明など、画像上の新しい知見が発表されている。

それぞれの立場からMTBIを証明し、同障害の存在を裏付ける所見として主張がなされているが、少数の例を除き、自賠責（労災）保険等級認定や裁判における判決において考慮されているとは言い難い。まだまだ症例数が少なく、学問的にも確立されていないのが一因であろう。詳しくは個々の研究に関する専門論文に譲るが、ここでは各画像診断法の原理、解釈について簡単に紹介する。

まずDTIとFT。大脳白質病変を捉《とら》えやすいDTIを撮り、描出された神経線維の方向（走行）を三次元的に描き出したのがFTである。MTBIの脳梁や脳弓におけるFTを年齢の近い正常群のFTと比較する。FTは可視的イメージとして神経線維の走行異常や脱落が画像化されるので、本人・家族や第三者に対しても説明しやすい。脳梁障害は半球間離断症候群（第四章2（1）③）の原因となり、脳弓障害は大脳辺縁系を形造る海馬→脳弓→乳頭体→帯状回における回路の障害を表し、情緒的記憶障害に関係していると推定される（東北大学医学部杉山謙医師らの研究による）。

次にFDG－PETについて。中部脳リハビリ病院（中部療護センター）篠田淳医師らによるFDG－PET研究を参考にする。脳代謝の指標として放射性同位元素を用いたブドウ糖代謝を、PET（陽電子断層撮影）装置により測定する。MTBIで認知・精神障害をきたした事例では健常者と比較し、両側前頭前野内側～背外側の糖代謝の低下及び大脳辺縁系に属する両側側頭葉内側部～視床下部近傍の糖代謝の亢進がみられた。篠田医師らは同時に行った別の実験によって、MTBIの病態について精神機能、認知機能に関与するセロトニン分泌との関係で仮説を述べている。ＦＤＧ－ＰＥＴは後述する認知症（特にアルツハイマー病）における脳代謝測定にも利用され、後部帯状回、楔前部、側頭頭頂葉の低下が認められている。

さらにイオマゼニルＳＰＥＣＴ（単光子放射型断層撮影）については、中村記念病院（札幌）の中川原譲二医師（現在大阪・梅田脳・脊髄・神経クリニック）らの研究がある。脳の神経細胞に満遍無く発現する放射性薬剤イオマゼニルを使いＳＰＥＣＴを用いて空間密度を解析したところ、ＭＴＢＩ患者群において内側前頭葉皮質、眼窩前頭皮質、後部帯状回、頭頂葉の一部、小脳上部において減少していた。これらの部位における密度の減少と認知機能の低下には関連性があると考えられた。

以上のように多くの医師によって画像所見の存在が示唆されている。いずれも最新医療機器を使用しての解明であることから、いまだ一般化された学説とまではなっていない。その点が自賠責保険の認定や裁判の場で、決定的根拠となり得ていない理由である。このような検査が全国どこででもできるわけではなく、毎年数万人の発生が想定されるＭＴＢＩの人々全員が受けられるわけではない。

ＭＴＢＩに関するセンターの役割としては、ＭＴＢＩがどのような事故の機転で生じるのか、どのような経過を辿るのか、認知機能や精神症状との関係、精神心理学的評価、認知リハビリによる効果、そして最低限必要な画像検査と、基本的な診断基準を作成することであろう。一日でも早くそのための作業がなされ、全国で裁判闘争に明け暮れているＭＴＢＩの人々への福音となることを期待したい。

特に認知リハビリによる効果は重要と考えられる。一般にＭＴＢＩの場合、事故直後の意識障害が無い人が多い（従来高次脳機能障害を生じるための条件として、「六時間以上の意識障害が継続」することが必要とされている）ため、事故に遭遇したことによるＰＴＳＤを始め、精神面の症状が目立つ人が多い。また軽度の事故だったにもかかわらず、原因不明の症状が出現することの戸惑いもある。そういった病態が日を追うごとに悪化する場合もある。このような病態と高次脳機能障害を区別する唯一の方法が認知リハビリである。認知リハビリを行うことで精神症状が改善していけば、同障害があることの偽りのない証明に繋がることになる。

現代社会においては、ＭＴＢＩのみならず線維筋痛症や慢性疲労症候群など、病態が明らかにならないまま、日夜様々な精神・身体症状に悩まされている人は数多い。そのために、仕事や外出はおろかＡＤＬ上も自立した生活ができない人もいるほどである。ＭＴＢＩの研究は、このように複雑化、治療困難化する「近代病」に対する解明の糸口を示してくれるのではないかと期待する。

(3) 認知症との関連

高次脳機能障害に関する学習の場において必ず疑問点として出されるのが「認知症との違い」である。確かにクリニックに長い間通院している人たちで、六〇〜七〇代にさしかかるに従い、従来の同障害に認知症的症状が加わる人たちはいる。認知症の初期症状と同障害との区別がつかずクリニックを訪れる人もいる。

臨床的に高次脳機能障害と認知症を明確に区別するのが困難なこともある（オーバーラップする面が

ある）。いずれも社会のありようが症状や立場を左右するという点においても共通している。両者を切り離して扱えない面もあると考えられ、社会的観点からとらえた認知症に関する認識を深めることで、同障害についても考察を深めていきたい。

認知症は元々「呆気《ぼけ》」と表現され、「ボケ老人」や「ボケる」という用語が日常的に使われていた。一九六〇年頃より「痴呆」という用語が使用され、一九七二年作家有吉佐和子の『恍惚《こうこつ》の人』でクローズアップされ、一九八〇年には京都・堀川病院の早川一光院長らの呼びかけで日本初の「呆け老人をかかえる家族の会」が結成された。こうして一九〇〇年代の半ば過ぎより人々の話題になる病態でありながらも、社会問題化されたのは二〇〇〇年の介護保険制度開始からであろう。二〇〇四年には名称も「認知症」に変更された。

こうしてみると、高次脳機能障害モデル事業が始まった二〇〇一年とちょうど期を一にしていることが分かる。同障害と認知症は、罹患者の年齢の相違や原因の違い（脳血管障害の一部は共通）、症状の違いはありながら、いずれも器質性精神障害という点では似通っており、解決のためには社会的整備が必要という点で一致している。ＷＨＯによる国際疾病分類ＩＣＤ－10のＦ（精神および行動の障害）中、Ｆ０（症状性を含む器質性精神障害）において、認知症はＦ00～Ｆ03、高次脳機能障害はＦ06・Ｆ07に分類されている。

同時期に出発したはずの高次脳機能障害と認知症であったが、認知症についてはこの二〇年間、罹患率の増大（二〇二五年に認知症四七二万人、軽度認知障害五六四万人で、両者を合計すると全高齢者の三割近くを占める）から様々な具体策が実施されてきた。二〇二三年六月には「共生社会の実現を推進するための認知症基本法」（「認知症基本法」）が成立し、二〇二四年一月より「共生社会」実現のためとして施行された。

同法の第一条（目的）において、共生社会が「認知症の人を含めた国民一人一人がその個性と能力を十分に発揮し、相互に人格と個性を尊重しつつ支え合いながら共生する活力ある社会」と定義づけられた。

第三条（基本理念）に七項目の理念が盛り込まれた。そこでは、「全ての認知症の人が、基本的人権を享有する個人として、自らの意思によって日常生活及び社会生活を営むことができるようにすること」（第一項）との、個々人の基本的人権、国民の認識と理解が基本とされる。その上で、「自己に直接関係する事項に関して意見を表明する機会及び社会のあらゆる分野における活動に参画する機会の確保」（第三項）と、安心で自立した日常生活と社会活動への参画を促す。

さらに、保健・医療・福祉サービスの提供、本人と家族への日常的支援、認知症の研究と成果の国民への還元、教育・雇用・保健・医療・福祉・その他の地域づくりへの取り組みが掲げられている。認知症を疾患として捉えず、あくまでも社会的現象として対処していこうとする姿勢のように見え、高次脳機能障害とも共通する理念である。ここで個々の病態について検討する。

まず認知症の六〇％余りを占めるアルツハイマー病（ＡＤ）。脳内へのアミロイドβ（Ａβ）蛋白沈着による老人班と、リン酸タウ蛋白の蓄積による神経原線維変化により神経細胞が変性し、記憶力や見当識、認知機能が障害されるとする。予防のためにAβやタウ蛋白が脳に蓄積しないことが肝要とされ、そのために二つのことが提唱されている。

一つはADに限らないが（後述する血管性認知症で特に重要）、脳動脈硬化の危険因子でもある高血圧、糖尿病、高脂血症（高LDLコレステロール）、喫煙、ストレス（抑うつ）、肥満、運動不足の予防に加え、難聴、社会的孤立、そして「低教育レベル」を避けるとされる。これらは脳血管障害に伴う高次脳機能障害にも共通することである。

二つ目として、認知症治療薬として従来使用されてきた四剤（ドネペジル、ガランタミン、リバスチグミン、メマンチン）に加え、二〇二三年九月Aβの沈着を軽減するレカネマブが保険適応となった。軽度認知障害（認知症）の段階でアミロイドPETを撮影し、Aβが蓄積していれば同薬剤の適応となる。二週間に一度点滴し一八カ月間持続する。その間脳浮腫や微小出血などの副作用の可能性もあるため、初期の六カ月間に三回、その後半年に一回、計五回のMRI検査を行う。年間の治療費二九八万円とされ、将来、年に三万二〇〇〇人に投与、一〇〇〇億円近くの売上高が見込まれている。

ここで疑問に感じる点として、軽度認知障害といっても幅広くどのような人を選ぶのか。アミロイドPETを撮影するための料金は本人負担で二〇～五〇万円必要であり、治療代は高額療養費制度を利用し一四万四〇〇〇円で済むとされるが、それでも経済的に恵まれている人が受けやすいことは確かである。効果は認知機能低下抑制率が二七％とされ、約六カ月間進行を遅らせるとされる。一年半の間通院を続け、その間五回のMRI検査を受けた結果、半年間認知症の発症が遅くなる。これが臨床的効果と言えるのかどうか、冷静に考えてみる必要はあるだろう。

次に二〇％を占める血管性認知症。脳血管障害が原因であることから初期の段階では高次脳機能障害の原因にもなり得る。ただ進行すると、歩行障害やえん下・構音障害（両側の大脳半球の障害のため、脳幹障害によって生じる球麻痺症状と同様な仮性球麻痺が生じるため）、尿失禁が始まり、認知症（知的機能が全般的に低下せず、保たれている機能もあり「まだら痴呆」と呼ばれる。また人格も末期まで保持されるのが特徴）をきたす。高次脳機能障害の段階からさらに病変が拡がり、多発性・両側性に病巣が拡大することが血管性認知症への進行に結びつきやすい。そこで前述の危険因子の予防・改善によって脳内病変の悪化をくい止めることが、血管性認知症の出現を遅らせることに繋がる。

さらに四％余りのレビー小体型認知症（ＤＬＢ）。早期の段階よりパーキンソン症状を呈する事例がみられる。認知障害が変動制（日内、週内）であることが多い。幻視が特徴であり、一見高次脳機能障害にみられる視覚失認と混同することもある。レム睡眠行動障害（ＲＢＤ。睡眠時に叫んだり、体を激しく動かしたり、自らを傷つけたり同室者への暴力に及ぶこともある）も特徴。かつて右大脳半球の脳梗塞による左半側空間無視を生じた方で、中途よりＲＢＤを経験するようになった方を経験した（抗てんかん薬であるクロナゼパムの内服により改善）。その後徐々にＤＬＢの進行による認知症の症状が進み近医に移られた。

最後に従来「ピック病」の名称で呼ばれていた一％を占める前頭側頭型認知症（ＦＴＤ）。会社員が定年間近に店頭でガム程度のものを万引きして見つかり、退職させられ退職金をふいにするといったニュースでクローズアップされた。六五歳未満の比較的若い人に多い（若年性認知症の原因になりやすい）ため、初期の段階では原因不明の高次脳機能障害とみなされる場合もある。主に前頭葉障害からくる脱抑制や無気力、共感性欠如、常同行動（同じコースを歩き回る）と、側頭葉障害からくる言語機能低下（理解不能、物の名前が正確に出てこない）がある。

以前クリニックに通院し言語障害に対する訓練（ＳＴ）を行っていた六〇歳近くの会社経営者がいた。自ら運転する車で通院し、会社では直属の部下を通じて社員への指示を行っていた。しかし徐々に言語力や認知機能が悪化し、車の運転も困難となり通院も中断した。ＣＴ上の所見（前頭葉、側頭葉前部の萎縮）からＦＴＤと診断された。

認知症の主（中核）症状以上に回りの介護者を戸惑わせるのが、合併する行動・心理症状（ＢＰＳＤ。従来の「周辺症状」）である。行動異常（不穏、興奮、易怒性、攻撃性、せん妄、徘徊）、心理症状（不安、抑うつ、物盗られ妄想、被害妄想、人物誤認、幻覚）がある。ややもすれば病的精神（心理）状態として脳に原因があるとされ、医学的観点から薬物治療（対症療法）によって症状の改善が試みられる傾向が強いが、ＢＰＳＤについては社会的（環境的）観点による解釈が重要である。それは高次脳機能障害に伴う心因反応や行動異常が、多分に回りの環境によって左右されやすい点と一致している。

二〇一六年六月と二〇一四年三月、島根（出雲）において開かれた高次脳機能障害研究会へ参加した。主催はエスポアール出雲クリニックであり、院長は精神科医の高橋幸男氏であった。高橋氏は一九九一年クリニックを開院して以降、九三年認知症デイケア「小山《おやま》のおうち」を開設し、その後居宅介護施設「おんぼらと」、認知症高齢者グループホーム「おちらと」を開設され、認知症専門医として医療・福祉活動に長年関わってこられた。二〇一四年には『認知症はこわくない』を出版された。

会の交流会にて高橋医師と懇談した際、認知症老人についての体験を語っていただいた。東北の大学を卒業した後、島根大学精神科に身を置き、一九八四年から三年間隠岐《おきの》島の病院へ赴任した。隠岐島は当時既に高齢化率が二五％だった。認知症も多かったはずだが、隠岐病院精神科を受診することは極めて稀《まれ》だった。島での認知症の実態を知ろうと訪問調査を行ったが、重度の認知症と思われる老人たちが互いの自宅を訪れ、楽しそうに談笑する場面に出会《くわ》した。途中の道程でも近所の人たちがうまく誘導して「徘徊」することはなかった。島の風土と都会での扱われ方の違いに高橋医師は愕然としたとのことである。

一九九五年頃、沖縄県先島諸島の石垣島で聞き取り調査をしたこともあった。県立八重山病院精神科の医師に訊《たず》ねたところ、隠岐島同様認知症を診る機会はほとんどないとのことであった。市役所やタクシーの運転手さんに、「徘徊」の実情について聞いたところ、ほとんど問題になることはなく「徘徊」の意味がわからないとのことだった。

二つの島における高橋医師の体験は、「困ったこと」とされるＢＰＳＤが、置かれている社会の文化や人々の考え方、関係性によって全く異なった姿になることを教えている。社会が違えば「ＢＰＳＤ」という用語そのものが死語になることをタクシーの運転手さんは教えてくれたのである。

理学療法士の立場で認知症老人の介護に長い間係わってきた三好春樹氏の、古典的啓蒙書『認知症介護』（二〇二三年。二〇〇三年に『痴呆論』として出版された）がある。介護の立場から三好氏はBPSDをいかにみているのか。まず認知症を脳の病気と捉えることを批判する。認知症を病態によって分類することも否定されている。「老化による人間的変化」とし、「葛藤型」「回帰型」「避難型」（元日本医科大学リハビリ科教授竹内孝仁氏により提唱）に三分類する。いずれも老いた自分を受け入れられず、文字通り「葛藤」するか、かつての自分らしかった頃に「回帰」するか、自分の世界に閉じこもろうとするか、の三つの型をとる。それぞれ二つが組み合わされる「混合型」や三つの型を移行する「移行型」がある。

三好氏は同書において、「認知症老人へのケア」に関する「7原則」を提唱する。それはBPSDをさらに出現させたり悪化させたりしないために介護者が気をつけるべき心得とも言える。住環境の変化（入所の際の個室化、部屋の模様替え）に気をつけ、食事・排泄（特に重要）・入浴に関するケアを大切にし、子どものような言葉遣いや扱いに注意する（生活歴やそれまでの社会的地位・立場を尊重）ことが原則とされる。

加えて「役割」があり、男性・女性がそれぞれ担ってきた仕事（家事）に近い行為に携わることで自信を回復する。さらに強調されるのが「関係づくり」である。三好氏はかつて『関係障害論』を著し、三つの要素を提起した。「歳をとり、物忘れもし、おもらしもしてしまう身体的自己」と付き合っていけず現実の世界を拒否する自分自身との関係（Z）、「老いの意味を捉えられず老人が疎外される」家族的関係〔x〕、「世の中全体が老いを受け入れないものになり、日々の技術革新という変化＝進歩を主張する世の中はさらに時間の流れを速め老人がついていけなくなっている」という社会的関係〔y〕によって決定される。ここで最も大切な〔z〕が〔x〕〔y〕によって決まるとされる。

確かについ半年前まで会社の部長クラスに在任し、部下に慕われていた人が、会社を退職し自宅で暮らす間、人格面で変調をきたし、下（しも）のことも危うくなるといったBPSDを生じることがある。「役割」の喪失や「関係障害」が認知症を引き起こす（悪化させる）典型的な事例であろう。

こうして見た時、認知症の特にBPSDは高次脳機能障害における精神的悪化とかなり似通った要素を持っている。両者を防ぐ手立ては、社会や家庭や私たち自身の考え方にあるのではないだろうか。認知症高齢者、ひいては一般の高齢者が住みづらい社会は、同障害者にとっても住みづらい社会なのである。同障害に関する研究を重ね、対策を立てる過程で、自ずと認知症へのヒントが続々と生まれるだろう。その点からも、現代社会においてセンターが果たす役割は大きいと言えよう。

(4) 予算的裏付け

第二章の1(2)で紹介したように、宇沢弘文氏が唱える「自動車の社会的費用」に基づけば、「事故によって引き起こされる生命・健康の損失」が生じた時、「自動車の所有者ないしは運転者が負担しなければならない」のは当然のことである。車の購入者に求められる自賠責保険や任意保険への加入は、それを制度として保障している。しかしあくまでも加害者－被害者の関係で取り交わされる金銭上の支払いであり、「社会的」との概念には至っていない。自賠責保険料や任意保険料は事故件数の増減により左右され、二〜三年毎に上下する。車の所有者にとって自賠責保険料の支払い額は、二年間に一度車種により一〇〇〇円から四〇〇〇円違ってくる。

ここでどうしても見落とされていることがありはしないだろうか。所有者・運転者と同時に自動車を製造する会社の責任である。宇沢氏は製造者（社）責任については言及されていないが、「自動車の価格に社会的費用に見合う額を賦課金のかたちで上乗せ」（『社会的共通資本』一〇六頁）との文章より、自動車販売会社が得る販売額中に「社会的費用」が含まれるべきと受け取れる。それをどのようなかたちで社会に還元すべきなのだろうか。

二〇二三年末より二四年半ばにかけ、各マスメディア上に「トヨタ純利益四・五兆円」の見出しが踊った。二三年初冬からの円安も拍車をかけているとのことだが、営業利益が〇二年一兆円に対し、二〇年余りで五倍の五・四兆円近くになったことがもっとも関係している。株価も上がり時価総額五一兆円余りとのことである。宇沢氏の指摘通り、「自動車に対する需要は限りなく増大する」ことで、トヨタがおおいに恩恵を受けていると受け取らざるを得ない。

トヨタを始め自動車産業にとっては、「事故にともなう生命、健康の喪失に関する社会的費用」の方法の一つとして「研究・治療・リハビリセンター」への資金的援助がありはしないだろうか。「センター」の運営によって少しでも高次脳機能障害の研究・臨床が進められることになれば、毎年八〇〇〇人近く発生するとされる同障害者にとって、極めて心強い存在となるであろう。

一方高次脳機能障害が生じやすいメカニズムが詳細に分析され、車輌構造上の問題点が明らかになれば、より安全な車の開発へと結びつき、企業にとっても貴重な業績になるに違いない。事故による後遺症に対し総合的研究を重ねるとの実績は、企業のブランド価値にも繋がるのではないだろうか（二〇二三年一一月付『朝日新聞』紙上に、「車酔いしにくい」車体開発の記事が掲載された。部品の改良により揺れを減らし頭の揺れを軽減するとされており、このような改善がＭＴＢＩ予防の第一歩になる可能性もある）。

第二章３（２）において紹介した現代世界を代表する哲学者のマルクス・ガブリエル氏の著作『倫理資本主義の時代』の訳者・土方奈美氏は、「訳者あとがき」において、同書が「企業社会に重要な投げかけをしている」とする。それは「生存にかかわる基本的な問題を解決するだけでなく、たとえばより良い企業文化など高次な問題にかかわる道徳的事実も、企業経営を通じて明らかにしようとすること」と解説している。以上の主張を自動車産業に当てはめれば、その最大の課題は「より安全な車の生産」ということになるだろう。

二〇二四年四月一八日付『毎日新聞』に、「女性は男性より一・四五倍けがをしやすい」との記事が掲載された。特に車の損傷程度が「大破」より「損傷なし」の場合、二・一倍の男女差があるとされる。衝突試験において女性ダミーを使うことが提唱され、ボルボ（スウェーデン）の例が紹介されている。

実は『見えない脳損傷　ＭＴＢＩ』でも報告したように、クリニックを訪れたＭＴＢＩの一三五名（二〇一九年一二月）中、六〇名（四四・四％）が女性であった。クリニックにおけるＴＢＩの男女比が三：一であることを考慮した時、ＭＴＢＩが女性に各段に多いことが判明する。「損傷なし」において女性の負傷率が多いこととも一致する。

首が細いため追突事故の際頸部が大きく揺れることや女性特有の体形、あるいは下垂体機能不全（事故後生理不順が生じ、精神面でも影響を与える）を生じやすいなど、理由は様々あろうが推測の域を出ない。センターには多くの女性も入所することになる。一人ひとりの精神面や体の特徴の分析から、なぜ高次脳機能障害を生じるに至ったのか研究可能である。女性ダミーを使った試験以上に有意義なデータをメーカーにもたらしてくれる可能性は十分にある。

既に交通事故による重度の脳損傷の結果生じる「遷延性意識障害」に対しては、自賠責保険運用益を用いて設立・運営されている療護センター（委託病床）が全国七カ所に存在している。各施設においては、多くの専門職（医師、看護師、療法士など）により、合計約三〇〇名の入所者に対して献身的医療・看護・リハビリが取り組まれている。その成果は毎年開催される、他の医療機関の関係者も含めた日本意識障害学会の場で発表され研鑽が積まれている。学会発足以来三〇年間に及ぶ研究の蓄積は、特に重度の脳障害に対する認識を高め、電気刺激療法や音楽運動療法、温浴療法など、日本独自の意識覚醒のための治療法を創出してきた。

高次脳機能障害研究・治療・リハビリセンターが各所に設立され、確実な予算的裏付けにより、豊富な人材の確保と施設間同士の定期的情報交換が実現すれば、脳の様々な機能や病態、症状へのアプローチに関する未曾有の成果が生まれるに違いない。センターの設立は支援法の喫緊《きっきん》の課題である。

おわりに

本書は私が約二五年間、高次脳機能障害という病態を通じて相談に応じ、話し合ってきた当事者・家族さらには第三者的援助者、専門職の声を一つにまとめたものである。当事者・家族の思いについては、一人ひとりの顔を思い浮かべながら書き留めるよう努めた。特に「社会」という観点から発せられた声を主に取り上げ、本書の題名に「社会的支援」の文字を加えた。日々思い悩む彼らにとって、最後の解決の糸口はそこにしか見つからないからである。個々の自助努力では既に限界にきている。家族や職場の同僚、地域の人々、そして社会を構成する全ての人たちに対して、いかに感じ、どうしてほしいのか、どういうかたちがあるべき姿なのか、忌憚のない意見を紹介したつもりである。

本書の準備過程で私のもとへ奈良高次脳機能障害友の会「あすか」より二〇二三年九月開催の「高次脳機能障害リハビリ講演会」の報告集が送られてきた。同報告中、深川和利医師（名古屋・大同病院・高次脳機能障害センター長）による講演「高次脳機能障害とは——その回復の過程を求めて」が紹介されている。講演内容の中心は「高次脳機能障害とは社会問題」であり、以下のような主張が繰り返されている（一部）。

「問題の所在が個人にあるのではなく、個人と社会の関係として現れる」

「社会が障害特性を理解して適切な配慮をするだけで、支障を支障でなくすることができ（る）」

「社会が変われば、〝障害の解消〟を実現できる」
「障害を作っているのは、実は個人の問題ではない」
「個人の事情がどうであれ、社会の在り方で障害というものを解決する」
「生きている意味というのは、結局は人と人との関わりの中にある」
「参加に値する社会が存在しないと参加する意味がない」
「大事なことは、社会を変えることと私たちは作らないといけない」

深川医師は、二〇〇六年より名古屋市総合リハビリテーションセンターにて高次脳機能障害に関わって以来二〇年近くの経歴の中で、「高次脳機能障害の社会性」について確信を持たれたのであろう。同様な臨床経験の過程で同じ様な考え方に至った医師の存在によって、本書の出版に際し背中を力強く押していただいた。

「高次脳機能障害支援法」制定に向けて、本書では、個々の具体的なテーマについて様々な社会的視点から話題を投げかけるよう努めた。一見「支援法」とはかけ離れた内容もあるかもしれない。しかしより深く掘り下げることで、高次脳機能障害において解決されなくてはならないのは、実は一般の人々にとっても通底する社会的課題ではないかと、気がついていただけるのではないだろうか。そこで、「法」の制定にあたり「社会」を論じることを本書の最大の目的とした。型通りの法律の成立のみでは、制度としての上辺《うわべ》の変更は可能でも、人々の生活や心に立ち入った真の意味での解決にはなり得ないからである。

本書をもう一度振り返ってみよう。「はじめに」で、二〇〇〇年頃からの高次脳機能障害に関する官民の取り組みの中で、同障害支援法の成立・施行が避けることのできない課題であることを明らかにした。しかし制定には条件があり、当事者・家族の権利や活動に制限をもたらすものであってはならないことを強調した。反省すべき一例として、かつての三池炭鉱爆発事故による多くの労働者のCO中毒を契機に成立した「CO特別立法」について紹介した。

第一章において、私の二十数年間に及ぶ高次脳機能障害に関する臨床経験によって、その原因・誘因となるものの多くが社会的要因からきていることを実証した。事故や事件はもちろん病気までもが、社会環境によって誘発されていることから、その救済策も社会的に取り組まれなければならないことを、複数名の事故や災害、事件に巻き込まれた人々を紹介することで具体的に述べた。

第二章において、現代社会を俯瞰《ふかん》することで、いかに高次脳機能障害当事者にとって生きづらい社会になっているのか、これからなろうとしているのかを様々な観点から述べ、二名の当事者を紹介した。私たちを取り巻くのは、一つは競争社会、二つ目は無縁社会、もう一つはIT化であり来たるべきAIの社会の隅々への導入である。その三点に対して変革の手を加えることで、同障害ひいては私たち自身が安心して住める社会を創ることが果たして可能なのか。私自身が青少年・学生時代に体験した人々同士の関係性について紹介すると共に、様々な識者の意見を参考に試論を提供した。

第三章において、改めて高次脳機能障害当事者が抱える心理的苦悩について、クリニックへ通院する二名の本人・家族を例に紹介した。抜け出すことは困難ではあるが、一つの方法として同障害に関する発想の転換を提案した。

第四章において、支援法成立にあたり、当事者・家族が真に望んでいることは何かを紹介した。急性期やリハビリ期、何が最も必要とされているのか。その後の一生に関わる時期において、医療や就労の現場、そして地域社会に何が求められているのか、より具体的に述べることで、苦闘する人々の気持ちを代弁したつもりである。

第五章において、支援法に何が盛り込まれるべきなのか提言した。何よりも社会を構成する一般の人々に向けて、高次脳機能障害に関する理解を深めることが肝要である。その上で同障害に関わる様々な領域の根源的改変が求められている。結語として、同障害研究・治療・リハビリセンターの設立・運営を提案した。実現することは国の財政難の折、困難なことであろうが、創意工夫によって現実のものとなれば、壮大な成果が産まれることも確かであろう。

本書が高次脳機能障害と日々苦闘する人々の目に届き、皆さんの声が一つとなり、国を動かす大きな原動力になればと願うばかりである。

二〇二四年一一月一日、深まりゆく秋を感じつつ

山口研一郎

引用文献・参考文献一覧

はじめに

・原田正純著『炭坑《やま》の灯は消えても――三池炭じん爆発によるCO中毒の33年』（日本評論社、一九九七年）
・田中智子著『三池炭じん爆発事故に見る災害福祉の視座――生活問題と社会福祉に残された課題』（ミネルヴァ書房、二〇二二年）

第一章

・島崎尚子、西城戸誠、長谷山隆博編著『芦別――炭鉱〈ヤマ〉とマチの社会史』（寿郎社、二〇二三年）
・阪神大震災を記録しつづける会編『阪神大震災から10年――未来の被災者へのメッセージ』（神戸新聞総合出版センター、二〇〇五年）
・山口研一郎著『脳ドックは安全か――予防的手術の現状』（小学館、一九九九年）
・山口研一郎著『脳受難の時代――現代医学・科学に蹂躙《じゅうりん》される私たちの脳』（御茶の水書房、二〇〇四年）
・中川護著『私の脳を返して』（文芸社、二〇一九年）

第二章

・山本義隆著『リニア中央新幹線をめぐって――原発事故とコロナ・パンデミックから見直す』（みすず

書房、二〇二一年）
・石橋克彦著『リニア新幹線と南海トラフ巨大地震――「超広域大震災」にどう備えるか』（集英社新書、二〇二一年）
・斉藤幸平著『人新生《ひとしんせい》の「資本論」』（集英社新書、二〇二〇年）
・ナオミ・クライン著、幾島幸子訳『ショック・ドクトリン――惨事便乗型資本主義の正体を暴く』（岩波書店、二〇一一年）
・宇沢弘文著『社会的共通資本』（岩波新書、二〇〇〇年）
・宇沢弘文著『自動車の社会的費用』（岩波新書、一九七四年）
・富村順一著『棄民・戦争・天皇』（JCA出版、一九七九年）
・広井良典著『コミュニティを問い直す――つながり・都市・日本社会の未来』（ちくま新書、二〇〇九年）
・山口研一郎著『高次脳機能障害――医療現場から社会をみる』（岩波書店、二〇一七年、第二版・二〇二二年）
・NHKスペシャル取材班編著『無縁社会』（文春文庫、二〇一二年）
・NHKスペシャル取材班著『老後破産――長寿と言う悪夢』（新潮社、二〇一五年）
・丸山俊一著『マルクス・ガブリエル――欲望の時代を哲学する』（NHK出版新書、二〇一六年）
・丸山俊一著『マルクス・ガブリエル――欲望の時代を哲学するⅡ（自由と闘争のパラドックスを越えて）』（NHK出版新書、二〇二〇年）
・丸山俊一著『マルクス・ガブリエル――欲望の時代を哲学するⅢ（日本社会への問い）』（NHK出版新書、二〇二三年）

・マルクス・ガブリエル著、斎藤幸平監修、土方奈美訳『倫理資本主義の時代』（ハヤカワ新書、二〇二四年）
・山口研一郎・関藤泰子共著『有紀ちゃんありがとう―「脳死」を看続けた母と医師の記録』（社会評論社、一九九二年、増補改訂版・一九九七年）
・レオン・R・カス著、堤理華訳『生命操作は人を幸せにするか――蝕《むしば》まれる人間の未来』（日本教文社、二〇〇五年）
・飯田裕康・高草木光一編『ここで跳べ――対論「現代思想」』（慶應義塾大学出版会、二〇〇三年）

第三章

・山口研一郎著『見えない脳損傷　ＭＴＢＩ』（岩波ブックレット、二〇二〇年）
・Ｊ・ポンスフォード著、藤井正子訳『外傷性脳損傷後のリハビリテーション――毎日の適応生活のために』（西村書店、二〇〇〇年）

第四章

・関啓子『話せないと言えるまで――言語聴覚士を襲った高次脳機能障害』（医学書院、二〇一三年）

第五章

・スザンヌ・オサリバン著、高橋洋訳『眠り続ける少女たち――脳神経科医は〈謎の病〉を調査する旅に出た』（紀伊國屋書店、二〇二三年）
・石坂好樹著『自閉症とサヴァンな人たち――自閉症にみられるさまざまな現象に関する考察』（星和書店、

二〇一四年）
・オリヴァー・サックス著、高見幸郎・金沢泰子訳『妻を帽子と間違えた男』（早川書房、二〇〇九年）
・オリヴァー・サックス著、石館康平・石館宇夫訳『レナードの朝』（晶文社、一九九三年）
・エイドリアン・オーウェン著、柴田裕之訳『生存する意識――植物状態の患者と対話する』（みすず書房、二〇一八年）
・NHK林克彦&人体プロジェクト『これが脳低温療法だ――脳死を防ぐ新医療』（NHK出版、一九九七年）
・柳田邦男著『脳治療革命の朝《あした》』（文藝春秋、二〇〇〇年）
・奥宮暁子監修、藪中弘美編著『私の夫は高次脳機能障害です――本人・家族がおだやかに暮らすための妻たちの知恵（夫の行動研究から）』（医歯薬出版、二〇二〇年）
・高橋幸夫著『認知症はこわくない――正しい知識と理解から生まれるケア』（NHK出版、二〇一四年）
・三好春樹著『認知症介護――現場からの見方と関わり学』（円窓社、二〇二三年）

[著者略歴]

山口　研一郎（やまぐち　けんいちろう）

1949年長崎生まれ。長崎大学医学部卒業。現在、やまぐちクリニック（高槻市）にて脳神経外科、神経内科及び「高次脳機能障害」に対する認知リハビリのための外来診療、在宅患者の訪問診療に携わりながら、現代医療を考える会を主催。

主な著書『有紀ちゃんありがとう――「脳死」を看続けた母と医師の記録』（1992年、社会評論社、増補改定版、1997年）、『生命をもてあそぶ現代の医療』（1995年、社会評論社、再販、1996年）、『操られる生と死――生命の誕生から終焉まで』（1998年、小学館）、『脳ドックは安全か――予防的手術の現状』（1999年、小学館）、『脳死・臓器移植拒否宣言』（2000年、主婦の友社）、『脳受難の時代――現代医学・技術により蹂躙される私たちの脳』（2004年、御茶の水書房）、『生命――人体リサイクル時代を迎えて』（2010年、緑風出版）、『国策と犠牲――原爆・原発そして現代医療のゆくえ』（2014年、社会評論社、増補改訂版、2016年）、『高次脳機能障害――医療現場から社会をみる』（2017年、岩波書店、再版、2022年）、『見えない脳損傷MTBI』（2020年、岩波書店）ほか多数。

高《こう》次《じ》脳《のう》機《き》能《のう》障《しょう》害《がい》と社《しゃ》会《かい》的《てき》支《し》援《えん》

——「高次脳機能障害支援法」制定への提言——

2025年2月28日　初版第1刷発行　　定価2,500円＋税

著　者　山口研一郎Ⓒ

発行者　高須次郎

発行所　緑風出版

〒113-0033　東京都文京区本郷2-17-5　ツイン壱岐坂

［電話］03-3812-9420　［FAX］03-3812-7262［郵便振替］00100-9-30776

［E-mail］info@ryokufu.com［URL］http://www.ryokufu.com/

装　幀　斎藤あかね

制　作　アイメディア　　印　刷　中央精版印刷

製　本　中央精版印刷　　用　紙　中央精版印刷

ISBN978-4-8461-2501-1　C0047